dtv

W0033731

»Das Auge ißt mit.« Hinter diesem Satz steckt eine tiefe Wahrheit. Die Farben der Lebensmittel beeinflussen unsere Psyche und halten den Körper gesund: Rot hebt die Stimmung und ist Grundlage aller Lebensenergie, Orange stimmt uns heiter und gibt neuen Lebensmut, Gelb weckt die Kräfte des Verstandes und macht beweglich, Grün hat die stärkste Heilkraft und sorgt für Entgiftung, Violett wirkt ausgleichend bei Disharmonien. Es ist spannend, die täglichen Mahlzeiten auf der Grundlage dieser Farbeigenschaften zu komponieren. Gute Laune kann man essen, Wohlbefinden und Ausgeglichenheit sind die Folge einer klugen Auswahl, Körper und Geist sind im Einklang. Die Autorin erklärt die Wirkungsweise der Farben und gibt eine Fülle von Rezepten, die leicht nachzukochen sind, sowie viele Anregungen zur Verwendung von Pflanzen als Naturheilmittel.

Ingrid Kraaz von Rohr, Doctor of Naturopathy in den USA, ist Heilpraktikerin, Homöopathin, Farbpsychologin und spirituelle Lebensberaterin. Sie gründete die Internationale Akademie für Natürliche Komplementär-Medizin, die verschiedene Methoden der Naturheilkunde zusammenführt. Seit mehr als 16 Jahren arbeitet sie in ihrer eigenen Praxis, hält Vorträge und Seminare in Europa und den USA und ist Autorin zahlreicher Bücher.

Ingrid Kraaz von Rohr

Gute Laune
kann man essen

Farbtherapie aus der Küche

Deutscher Taschenbuch Verlag

Von Ingrid Kraaz von Rohr
ist im Deutschen Taschenbuch Verlag erschienen:
›Feng-Shui.
Harmonisch leben und wohnen‹ (36100)

Juni 1999
Deutscher Taschenbuch Verlag GmbH & Co. KG, München
© 1996 nymphenburger
in der F. A. Herbig Verlagsbuchhandlung GmbH, München
ISBN 3-485-00754-4
Umschlagkonzept: Balk & Brumshagen
Umschlagfoto: © Maximilian/Premium
Produktion und Satz: Walter Lachenmann, Waakirchen
Gesetzt aus der Stone Serif und der Stone Sans Serif
(QuarkXPress 3.32 Mac)
Druck und Bindung: C. H. Beck'sche Buchdruckerei
Nördlingen
Gedruckt auf säurefreiem, chlorfrei gebleichtem Papier
Printed in Germany · ISBN 3-423-36142-5

Inhalt

Bei der Mahlzeit bewirtest Du zwei Gäste:
Deinen Leib und Deine Seele.

Epiktet

Würden wir innehalten und nachdenken,
müßten wir erkennen, daß von der Nahrung
eine Wirkung auf unseren Körper, auf unser Fühlen
und Denken ausgeht.
Wir möchten ein Leben der Gewaltlosigkeit
und des Mitgefühls führen.
Unser Ziel ist es, heiterer und friedvoller zu werden.
Wir bemühen uns, unser Gemüt und die Sinne
zu beherrschen.
Möchten wir all dies verwirklichen,
halten wir gerne eine Ernährung ein, die uns hilft,
diese Ziele zu erreichen.

Sant Darshan Singh

Die Heilkraft der Farben

Wenn Ihnen dieses Buch in die Hände fällt, werden Sie möglicherweise mit Unverständnis, Kopfschütteln oder Ironie reagieren: Farben soll man essen können? Die Tatsache, ob Gemüse rot, gelb, grün oder weiß ist, soll Auswirkungen auf meine Laune haben? Oder umgekehrt: Wenn ich deprimiert bin, soll mich orangefarbenes Obst aufheitern? Die These, daß allein die natürliche Farbe von Lebensmitteln bereits Einfluß auf unsere Stimmungen und unser Wohlbefinden haben könnte, kommt Ihnen möglicherweise doch zu abwegig vor.

Dabei ist sie keineswegs neu. Schon lange, bevor naturwissenschaftliche Erkenntnisse über die unterschiedlichen Wellenlängen von Farben vorlagen, kannten die Kulturvölker vergangener Zeiten deren Energien. Die Eigenwirkungen von Farben wurden schon von den Ägyptern systematisch genutzt. Nicht nur als symbolische und archetypische Kraft, sondern auch wegen ihrer Heilwirkungen spielte Farbe in den Traditionen früherer Generationen eine große Rolle.

Vor Jahren kaufte ich meinem Sohn wie gewohnt grüne Äpfel, doch plötzlich wollte er sie nicht mehr. Auf meine Frage nach dem Grund entgegnete er: »Nein, Mami, ich will jetzt lieber gelbe Äpfel.« Da wurde mir bewußt, daß auch die Farbe in der Nahrung Einfluß auf unser Befinden ausübt und uns dazu bringt, Gewohnheiten zu ändern.

Heute wissen wir, daß jede Farbe eine eigene Schwingungsfrequenz hat, die Wärme oder Kälteempfinden hervorruft. So hat Rot die längste Wellenlänge und gleichzeitig die langsamste Schwingungsfrequenz. Diese Farbe hat eine meßbar wärmende Wirkung. Während man aufgrund der niedrigen Frequenzen der Farben des Rotspektrums Wärme empfindet, rufen die Farben des Blauspektrums mit ihren hohen Schwingungsfrequenzen ein Kältegefühl hervor.

Doch sind unterschiedliche Farbwirkungen nicht nur im körperlich-physischen Bereich von Bedeutung, sondern vor allem auch für Geist und Seele der Menschen. In der heutigen Farbtherapie wird die Energie der Farbe gezielt zur Linderung und Heilung von physischen und psychischen Krankheiten eingesetzt.

Die Schwingungen von Farben teilen sich nicht nur optisch mit, sondern werden auch innerhalb des Körpers als Information aus Nahrungsmitteln aufgenommen. Eine rote Speise wirkt allein aufgrund ihrer Farbenergie anders im Körper als ein grünes oder gelbes Nahrungsmittel. Beispielsweise rate ich einem von mir als Blautyp eingestuften Phlegmatiker dazu, zur Kräftigung und Aktivierung gelbe, rote und orangefarbene Speisen zu sich zu nehmen. Umgekehrt sollte ein Choleriker, ein Rottyp, möglichst viel Grünes essen.

Das gesamte Leben auf der Erde kann nur durch das Licht existieren. Also ist es nur logisch, daß wir uns mit den Kräften, die vom Licht gespeist werden, umgeben, ernähren und heilen. Sonnenkost schenkt uns mehr Lebendigkeit und Gesundheit als alle Tabletten dieser Welt.

Licht ist unsere eigentliche Nahrung. Die Pflanzen

bauen die Sonnenkraft und das Licht in ihre Zellstruktur ein. Das Licht teilt sich auf in Farben, was Sir Isaac Newton (1643–1727) und Joh. Marcus »Marcello« Marci von Kronland (1595–1667) bereits physikalisch nachgewiesen haben. Beim Essen versorgen wir uns also mit Licht und Farben, welche unsere körperlichen und geistigen Funktionen ermöglichen. Unsere Vitalität hängt somit zum großen Teil von der licht- bzw. sonnengereiften Nahrung ab.

Darüber hinaus erzeugen unser Geist und die eigenen Gedanken und Gefühle bestimmte Farben und wirken somit auf die Verwertung der Nahrung. Wenn wir uns dem Licht und den Farben unserer Ernährung öffnen, kann uns dies nützlich sein (vgl. Literatur S. 155, ›Die Farben deiner Seele‹).

Farben haben heilende Kräfte. Diese Kräfte kann man gezielt anwenden und einsetzen. Sie stärken Körper, Geist und Seele mit lebenswichtiger Energie, können disharmonische Schwingungen ausgleichen und somit dazu beitragen, die eigentlichen Ursachen von Beschwerden zu beseitigen.

Farben erfüllen eine wichtige Brückenfunktion zwischen körperlichem und emotionalem Empfinden einerseits und dem Reich des Seelisch-Geistigen andererseits. Wenn wir durch Störungen wie negative Gedanken, unglückliche oder traurige Gefühle oder durch ungünstige Einwirkungen unserer Umwelt beeinflußt werden, verändert sich unser harmonisches Farbengleichgewicht.

Wir sollten durch eine Vielfalt an Farbeinwirkungen dafür sorgen, daß unser Farbengleichgewicht sichergestellt ist. Das können wir auf verschiedene Weise tun: Folgen wir unserer Intuition und umgeben uns mit solchen Farben, die uns gerade am schönsten erscheinen. Auch können wir uns, wie in der Farbtherapie üblich, gezielt mit Farben bestrahlen – und wir können Farben in Form natürlicher Pflanzennahrung zu uns nehmen.

Haben Sie schon einmal darüber nachgedacht, warum unsere pflanzlichen Lebensmittel so unterschiedlich gefärbt sind? Leuchtendgelbe Zitronen, knallrote Tomaten, orangefarbene Apfelsinen, violette Auberginen, saftiggrüne Salate ... Statt eines monotonen Einerleis liefert uns die Natur eine unglaubliche Farbenpracht der Nahrungsmittel. Wohlgemerkt spreche ich ausschließlich von natürlichen, pflanzlichen Farben, keineswegs von künstlich beziehungsweise chemisch gefärbten Lebensmitteln.

Betrachten wir einmal den biochemischen Aspekt der Bedeutung von Farben in Nahrungsmitteln. Bestimmte Pflanzenmoleküle, sogenannte Flavonoide, sind Blüten- und Fruchtfarbstoffe, die in fast allen Pflanzen vorkommen. Sie verursachen die vielfältigen Farbschattierungen in der Natur, die ursprünglich der Kommunikation der Pflanze mit ihrer Umwelt dienen, etwa um die Verbreitung ihrer Pollen zu erleichtern. Die Wissenschaft entdeckt immer neue Heilfunktionen dieser Flavonoide. So schützen sie das Gewebe vor Viren-, Bakterien- und Pilzbefall und vor UV-Strahlung, lassen sich als Venen- oder Krampfadermittel und gegen Krankheitserreger allgemein einsetzen.

Die Farbenvielfalt in unseren Nahrungsmitteln hat nicht allein eine rein ästhetische Funktion, vielmehr setzt sich jeder Farbstoff aus speziellen Flavonoidkomponenten mit spezifischen Heilwirkungen zusammen. Indem wir farbig essen, tun wir unserem Körper etwas Gutes.

Mit diesem Buch möchte ich Ihnen zeigen, wie Sie allein durch die Kräfte der Natur, durch die Licht- und Farbenkraft von pflanzlichen Nahrungsmitteln, Einfluß auf Ihre Stimmungen und Launen, Ihr seelisches wie körperliches Wohlbefinden nehmen können.

Nach Farben geordnet stelle ich Ihnen eine Auswahl pflanzlicher Lebensmittel vor, die für unsere Ernährung besonders wertvoll sind. Zusätzlich zu den Beschreibungen der Inhaltsstoffe, Wirkweisen und Anwendungen werden Sie auch Rezepte vorfinden.

Gesund und fit
durch die richtige Ernährung

Freunde, entweiht euren Körper nicht durch un-
reine Nahrung. Wir haben genug Getreide und
Bäume voller Obst. Wir haben köstliche Gemü-
se und Wurzeln, die leicht gekocht werden kön-
nen. Auch an Milch und Honig mangelt es uns
nicht. Unsere Erde trägt reine und unschädliche
Nahrung in Fülle, und es ist unnötig, etwas zu
sich zu nehmen, wofür Blut vergossen und un-
schuldiges Leben geopfert werden muß.

Pythagoras

Auch wenn heutzutage durch Massentierhaltung der
tägliche Fleischverzehr zur Normalität geworden ist,
sollten wir uns bewußt machen, was wir mit dem
Fleisch in Wirklichkeit zu uns nehmen. Wir führen
dem Körper zwar Kalorien und einige chemisch-phy-
sikalische Bausteine zu, aber keine lebenspendende
Energie. Sobald ein Tier getötet wurde, beginnt ein
Stoffwechselabbau, der giftige Stoffe freisetzt. Diese
Gifte müssen von unserer Leber verarbeitet werden, die
mit der Bewältigung der vielen Umweltgifte ohnehin
überlastet ist: Schwächung des Organismus bis hin zu
chronischen Krankheiten sind die Folgen.

Bedienen wir uns der Logik: Etwas Totes hat kein
Leben mehr, tote Tierkörper können keine vitale Energie abgeben. Unser Körper aber braucht schlackenfreie
Lebensmittel, um gesund und schöpferisch leistungs-
fähig zu bleiben. Durch den Verzehr von Fleisch ent-

wickelt sich Harnsäure, die sich in den Zellen ablagert. Der Mensch ist das einzige Wesen, das unter Harnsäureablagerungen leidet. Während fleischfressende Tiere einen kurzen Darm haben, über den die Gifte schnell ausgeschieden werden, und zudem eine große Menge des harnsäureauflösenden Enzyms Urikase bilden, besitzt der Mensch weder das eine noch das andere. Im Hinblick auf unsere Ernährung sollten wir uns auf diese Faktoren einstellen und Tierfleisch meiden, da es von Natur aus als Nahrungsmittel für den Menschen offensichtlich ungeeignet ist.

Je frischer die Nahrung, desto besser die Ausstrahlung

Reife Früchte, möglichst frisch gepflückt, gerade geerntetes Gemüse und Salate, keimende beziehungsweise keimfähige Samenkörner geben unserem Körper vitale Energie, wenn sie ganz frisch gegessen werden. Dies trifft allerdings nicht auf künstlich hergestellte Vitamine, Mineralien, Kohlehydrate, Eiweiß und Fette zu. Den Unterschied in der lebendigen Strahlung und Schwingung kann die Kirlian-Energiefotografie sichtbar machen: Je frischer die Nahrung eines Menschen ist, desto besser ist seine energetische Abstrahlung, die Aura, und entsprechend sein Kirlian-Bild (vgl. Literatur S. 155, ›Die richtige Schwingung heilt‹).

Durch Lagerung, Konservierung und Erhitzung verlieren Lebensmittel ihre Energie. Vor allem wird der wertvolle Eiweiß- und Enzymgehalt zerstört. Zur Erhaltung der Gesundheit, zur Aufrechterhaltung unseres Immun- und Abwehrsystems brauchen Mensch und Tier jedoch lebendige Nahrung.

Einige Grundregeln für eine gesunde Ernährung

Welche Grundregeln gilt es nun für eine energiereiche Ernährung zu beachten, die unsere Gesundheit und Lebensfreude garantiert?

Die energiereichste Nahrung ist Roh- beziehungsweise Frischkost. Hierbei sollte man auf die richtige Zusammenstellung achten:

- Gemüse und Salate sollte man mit hochwertigem Eiweiß (z.B. in Nüssen enthalten) und Fett (z.B. in kaltgepreßtem Öl) kombinieren, um eine ausgewogene Ernährung sicherzustellen.
- Früchte sollten am Baum reifen, dann haben sie am meisten Sonnenenergie aufgenommen. Sie schmecken so am besten und versorgen uns mit allen Aminosäuren, Mineralstoffen, Vitaminen und Spurenelementen.
- Obst ist besonders reinigend für unseren Organismus, da die organische Säure den Körper entschlackt und überflüssige Substanzen hinausbefördert. Obstverzehr klärt die Haut und macht sie rosig und transparent. Die Muskeln entwickeln eine starke Elastizität, die Denkfunktionen werden angeregt. Früchte sind Garanten für Gesundheit.
- Obst ißt man am besten morgens auf nüchternen Magen. Die Kombination mit anderer Nahrung sollte man meiden, um die bereits im Darm vorhandene Nahrung nicht zur Gärung zu bringen, was das Herz belasten würde.
- Saure Früchte (Beeren, Orange, Ananas, Zitrone) und Nüsse passen gut zusammen.
- Süße Früchte (Bananen, Datteln, Feigen) ißt man allein. Die Melone muß separat gegessen werden, da

sie besonders schnell verdaut und nicht durch den gleichzeitigen Verzehr von langsamer verdaulichen Nahrungsmitteln aufgehalten werden soll. Gärung im Darm wäre die ungünstige Folge.

- Vollwertgetreide, Kartoffeln und andere stark kohlehydrathaltige Gemüsesorten (Karotten, Rote Bete, Eßkastanien) passen sehr gut zu Salaten und allen Kohlarten sowie zu Gurken, Zucchini, Sellerie, Pilzen, Rettich und keimenden Sprossen.

Jegliches tierische Eiweiß, also auch Käse, sollte man nach 15 Uhr nicht mehr zu sich nehmen. Danach spalten die Körperenzyme entsprechend der Organuhr die Nahrung nicht mehr ordnungsgemäß, so daß der Körper sie nicht richtig verarbeiten kann und häufig Fäulnis- und Gärungsblähungen entstehen.

Auf Kreislauf und Blutbeschaffenheit wirken sich tierisches Eiweiß und Eier ungünstig aus. Zahlreiche Bypass-Operationen und rheumatische Beschwerden könnten vermieden werden, wenn auf tierisches Eiweiß in der Nahrung vollständig oder weitgehend verzichtet würde.

Zuviel Eiweiß ist für den Körper schädlich. Neben den übelriechenden Stühlen entstehen giftige Substanzen (wie Phenole, Kresole, Ammoniak oder Schwefelwasserstoffe), die als Zellgifte oft schwere Schäden im menschlichen Organismus verursachen. Ekzeme, Allergien, Gelenkschmerzen, depressive Verstimmungen, Migräne, Darmentzündungen und Leberschäden können die Folge sein.

Übersäuerung des Körpers

Achten Sie ebenfalls darauf, daß Ihr Organismus nicht übersäuert. Zur Übersäuerung führen vor allem Süßigkeiten, Fleisch, Fritiertes (z. B. Pommes frites), Bohnenkaffee, schwarzer Tee, Brot und Brötchen. Ein Übermaß an übersäuernden Nahrungsstoffen führt zu einer gestörten Verdauung sowie Fäulnis- und Gärungsprozessen im Darm. Die Enzymatik des Körpers wird gestört. Enzyme oder Fermente sind Biokatalysatoren, die unter anderem die Aufgabe haben, Nahrungsmittel aufzuspalten, Giftstoffe zu entfernen und den Zellstoffwechsel ordnungsgemäß aufrechtzuerhalten.

Die isolierten Kohlehydrate Weißzucker und Weißmehl sind unbedingt zu vermeiden. Für geistige und körperliche Aktivität ist Zucker eine unerläßliche Kraftnahrung, aber der Körper sollte sie nur aus Fruchtzucker beziehen.

Auf Fleisch, besonders Schweinefleisch, sollte man aus den genannten Gründen verzichten. Allerdings warne ich vor einem zu abrupten Wechsel zur vegetarischen Ernährung. Zunächst sollte man sich sorgfältig mit Ernährungsfragen auseinandersetzen. Eine falsche Lebensmittelzusammenstellung ist häufig die Ursache dafür, daß Neu-Vegetarier ausgemergelt und übellaunig, wenngleich mit missionarischem Eifer, auftreten.

Schädlich für die Lebensenergie sind natürlich in jedem Fall Alkohol, Tabak und Drogen. Zuviel Aufregung, Streß, zuwenig Zeit für Ruhe und Meditation, für Spaziergänge an der frischen Luft und vor allem fehlender Schlaf sind auf Dauer Gift für den Körper. Am gesündesten bleiben wir mir lakto-vegetabiler Kost, vor allem mit vollwertigem Getreide und Reis. Allerdings werden Milchprodukte nicht von allen Menschen gut vertragen.

Jede Nahrung kann noch besser ausgewertet werden, wenn wir sie sorgfältig kauen, laut Dr. Fletscher (daher »fletschern«) dreiunddreißigmal.

Bereits vor dem Hinunterschlucken sollte die Nahrung so gründlich zerkleinert und eingespeichelt sein, daß sie verflüssigt ist. Die im Speichel enthaltenen Enzyme werden für eine Vorverdauung aktiviert, so daß die Enzyme in Magen und Darm leichter und besser ihre Hauptarbeit verrichten können.

Leider werden bei der in vielen Fällen üblichen Lebensmittelbestrahlung wichtige Inhaltsstoffe wie Vitamine und Eiweiße zerstört. Lebensmittel werden vor allem aus optischen Gründen und zur Schädlingsbekämpfung bestrahlt, was aber für den Verbraucher oft nicht ersichtlich ist, da es immer noch keine Kennzeichnungspflicht für Bestrahlungen gibt. In Deutschland ist die Nahrungsmittelbestrahlung zwar verboten, die Einfuhr bestrahlter Lebensmittel aus dem Ausland jedoch legal.

Essen sollte man nur, wenn man wirklichen Hunger verspürt, nicht aber, wenn man nur etwas Appetit oder Eßlust empfindet. Bei starkem Verlangen nach Süßigkeiten sollte man nach reifen, süßen Früchten oder Trockenobst greifen. Bei Hungergefühl vor dem Schlafengehen ein Glas Wasser trinken. Möglich ist es in diesem Fall auch, eine Banane zu essen. Sie produziert Serotonin und führt zu ruhigem Schlaf, ebenso wie Milch.

Ganz allgemein kann man die Nahrung in folgende Gruppen einteilen:

Reine Nahrung

Gemüse, Getreide und Reis, Bohnen, Hülsenfrüchte, Obst und Nüsse sowie Milch, Butter und Käse – alles in Maßen. Diese Lebensmittel bewirken Heiterkeit und Ausgewogenheit. Man sagt, sie halten Verstand und Herz von Unreinheiten frei.

Stimulierende Nahrung

Pfeffer, Gewürze, Saures und Bitteres. Diese Stoffe regen die Sinne an.

Abstumpfende Nahrung

Zu alt gewordene Speisen, Fleisch, Fisch, Geflügel, Eier und alkoholische Getränke. Diese Nahrung macht träge und faul. Eier stumpfen den Geist ab und können Träger von Salmonellen sein.

Vitalstoffe für einen gesunden Körper

Ohne ausreichende Mineralien- und Vitaminzufuhr können wir nicht gesund bleiben. Sobald der Körper unter dem Mangel eines oder mehrerer Stoffe leidet, stellen sich unweigerlich negative Folgeerscheinungen bis hin zu tiefgehenden chronischen Krankheiten ein. Folgende Wirkstoffe sind unverzichtbar:

Provitamin A (Beta-Karotin)

Wichtig für Sehvermögen, Haut, Haare, Schleimhäute, Abwehrkräfte.

In grünen, gelben und orangefarbenen Früchten und Gemüsen.

Vitamin B1 (Thiamin)

Wichtig für Herz, Nerven, psychische Stabilität, Gedächtnis; bei Neurodermitis, für den Abbau und Abtransport von Säuren.

In Hülsenfrüchten, Keimlingen und Nüssen.

Vitamin B2 (Riboflavin)

Wichtig für Blutbildung, Wachstum, Haut, Schleimhäute, Leistungsfähigkeit.

In Vollkorn, Keimlingen, Mandeln und Gemüse.

Vitamin B3 (Niacin, Nikotinsäure)

Wichtig für Verdauung und Energiegewinnung.

In Vollkornprodukten, Nüssen.

Vitamin B5 (Pantothensäure)

Wichtig für Fett- und Kohlehydratstoffwechsel, Haut, Schleimhäute, Verdauung.

In Vollkornprodukten, Hülsenfrüchten, Keimlingen, Gemüse, Pilzen.

Vitamin B6 (Pyridoxin)

Wichtig für Abwehrkräfte, Haut, Nerven, Schleimhäute, Eiweißstoffwechsel, Blut.

In Vollkornprodukten, Hülsenfrüchten, Keimlingen, Bananen, Walnüssen.

Vitamin B12 (Cobalamin)

Wichtig für den Aufbau der Erbsubstanz, Aminosäurenstoffwechsel, Blutbildung, Nerven.

In Wurzelgemüse, Keimlingen, Algen, (saurer) Sahne.

Vitamin C (Ascorbinsäure)

Wichtig für Abwehrkräfte, Eisenverwertung, Zähne, Knochen, Wundheilung, Entgiftungsfunktionen des Körpers.

In frischem Obst (insbesondere Zitrusfrüchten) und Gemüse, Kartoffeln.

Vitamin D

Wichtig für Knochenstoffwechsel.

In Butter, Pilzen, durch Sonnenlicht und sonnengereifte Nahrung.

Vitamin E

Wichtig für Haut, Herz, Schleimhäute, Leber, Blutfluß.

In kaltgepreßten Pflanzenölen, besonders Keimölen, Beeren, Nüssen, Samen, Gemüse, Getreidekeimlingen, Vollkornprodukten.

Vitamin H (Biotin)
Wichtig für Bildung von Antikörpern, Energiefreisetzung aus der Nahrung.

In Blumenkohl, Hülsenfrüchten, Vollkornreis, Nüssen.

Vitamin K
Wichtig für Blutgerinnung.

In Spinat, Grünkohl.

Folsäure
Wichtig für Zellstoffwechsel, Wachstum, Blutbildung, Knochen, Haut, Schleimhäute.

In Hülsenfrüchten, Blattgemüse und Petersilie.

Magnesium
Wichtig für Herz-, Muskel- und Nervenfunktionen, Enzymaktivität, Stoffwechsel, Abwehrkräfte.

In Hülsenfrüchten, besonders Linsen.

Selen
Wichtig für Schwermetallentgiftung, Haut und Haare.

In Vollwertgetreide, Hartweizen und Speisepilzen.

Zink

Wichtig für Wundheilung, Keimdrüsenfunktionen, Haut und Haare, Abwehrkräfte gegen Virusinfektionen.

In Getreide, Hülsenfrüchten, Brokkoli, Rosenkohl.

Für die gute Laune und das Wohlbefinden des Menschen ist jedoch nicht nur eine vernünftige Nahrung maßgeblich. Wir brauchen immer auch frische Luft, Ruhe, Schlaf, reines Wasser und genügend körperliche Bewegung.

Wenn man durch einen anhaltend ungesunden Lebenswandel chronisch krank geworden ist, das heißt, wenn die Bahnen verstopft sind und die Energien nicht mehr durch den Körper fließen können, muß man zur Genesung an die Wurzeln der Krankheit zurückkehren. Beginnt man dann, frische rohe, reife Früchte zu essen, versetzt man den Körper zunächst in einen Zustand akuter Krankheit. Erst nach dem Durchleben dieser Phase kehrt man bei veränderten Lebensumständen und einer Ernährungsumstellung zur Gesundheit zurück.

Ersetzt man fleischhaltige durch Rohkost-Nahrung, so verliert der Körper anfangs schnell an Gewicht. Die mit falscher Energie aufgebauten Zellen werden rasch abgebaut und allmählich durch qualitätvolle Nährstoffe wieder aufgebaut. Je qualitätvoller die Nahrung ist, desto weniger benötigt man zum Sattwerden, und desto schlanker lebt man.

Die Gestaltung
der Eßumgebung

Die Bekömmlichkeit von Nahrungsmitteln hängt nicht allein von ihrer unbelasteten Natürlichkeit, Frische und Färbung ab, auch der äußere Rahmen für die Mahlzeiten ist von entscheidender Bedeutung. Wir sollten regelmäßig, ruhig und in angenehmer Atmosphäre essen. Ein liebevoll gedeckter Tisch regt unseren Organismus zu einer harmonischen Verarbeitung der Speisen an. Hübsches Geschirr, dazu passende Kerzen und Servietten oder ein Strauß Blumen sind keinesfalls nur luxuriöse und überflüssige Zutaten. Sie sorgen vielmehr für eine Umgebung, in der wir entspannen und uns voller Freude und Genuß unserer Ernährung widmen können.

Durch die farbliche Gestaltung des Eßplatzes beeinflussen wir die Stimmung während der Mahlzeit ebenso wie den Appetit.

Wenn Sie oder ein Familienmitglied unter Appetitlosigkeit leiden, empfehle ich den Einsatz von Orange, etwa in Form von Servietten, Kerzen, eines Blumenstraußes oder einer Obstschale mit Orangen. Außerdem regt ein Glas Orangen-, Aprikosen- oder Mangosaft nach dem Aufstehen die Verdauung an.

Wenn man hingegen Probleme mit zu starkem Appetit hat, sollte man Orange unbedingt meiden. Statt dessen bietet sich eine an kühlen Blautönen orientierte Einrichtung an.

In einer Phase der Spannungen und Aggressionen

innerhalb der Familie empfehle ich zarte Rosa-, Hell-
blau- und Grüntöne, die eine deutlich aggressions-
hemmende Wirkung haben. Geht es hingegen in Ihrer
Familie oder Partnerschaft sehr still und leidenschafts-
los zu, so dürfen Sie ruhig mit Rot, Orange und Gelb
etwas Schwung und Bewegung in Ihre Interaktionen
bringen.

Kommen Sie abends nach einem anstrengenden
hektischen Arbeitstag nach Hause und bedürfen der
Entspannung, empfehle ich einen indigoblau gestalte-
ten Eßbereich und apricotfarbene Accessoires.

Farbenenergie kann man auch trinken: Farbuntersetzer

Die Heilkraft der Farben können wir uns durch Gestaltung unserer Umgebung zur langfristigen Harmonisierung nutzbar machen. Gleichzeitig ist es auch möglich, daß wir uns ihre energetische Kraft sofort zuführen.

Hierzu habe ich eine ebenso einfache wie wirkungsvolle Methode entwickelt, die sich darauf stützt, daß klares Wasser ein idealer Informationsträger ist. Stellen Sie ein Glas Wasser fünf bis zehn Minuten auf einen farbigen Untersetzer. Das Wasser nimmt die Eigenenergie und Schwingungen der Farbe auf und kann diese dem Menschen, der es trinkt, auch wieder abgeben.

Trinken Sie langsam von diesem Wasser, und Sie werden nach kurzer Zeit spüren, wie sich Ihnen die entsprechende Farbwirkung mitteilt. Ungefähr drei Stunden lang bleibt die gespeicherte Farbinformation im Wasser enthalten. Zur Farbenergieaufladung empfehle ich das von mir entwickelte Farb-Energie-Set (vgl. Literatur S. 155), da die Farben in völliger Reinheit und Intensität darin gespeichert sind.

Farben beeinflussen Stimmungen

Bieten Sie einem streitbaren Gast ein Glas Wasser an, das Sie zuvor auf einen hellblauen Farbuntersetzer gestellt haben – und der Besuch wird ungewohnt friedlich verlaufen. Kommt es doch einmal zu einem Streit, bei dem Sie sich fürchterlich aufregen, können Sie mit Hilfe eines auf einen grünen Untersetzer gestellten Glases Wasser Ihr inneres Gleichgewicht wiederfinden. Leiden Sie unter Vergeßlichkeit, so trinken Sie regelmäßig Wasser, das Sie mit der Energie der Farbe Lemon aufgeladen haben. Türkis schützt Sie vor Elektrosmog und starker Computerstrahlung. Zudem verhilft diese Farbe Ihnen zu einer besseren Ausdrucksfähigkeit.

Bevor Ihr Kind in der Schule eine schwierige Arbeit schreibt, geben Sie ihm einige Schlucke von mit gelber Energie gespeistem Wasser, denn Gelb unterstützt das Denken und die geistige Aktivität.

In den folgenden Kapiteln stelle ich Ihnen verschiedene natürliche Nahrungsmittel und ihre wesentlichen Eigenschaften vor. Manche Pflanzen sind besonders wegen ihrer gesunden und heilkräftigen Wirkungen, andere wegen ihrer delikaten Zubereitungsmöglichkeiten erwähnt. Da sich von vielen Pflanzen verschiedene Teile wie Blüten, Blätter, Stengel, Früchte oder Wurzeln verwenden lassen, eignen sie sich für mehrere Kapitel. Um Wiederholungen zu vermeiden, habe ich in solchen Fällen auf in anderen Abschnitten bereits vorhandene Stichpunkte verwiesen, ohne sie nochmals zu erläutern. So finden Sie beispielsweise Löwenzahn wegen seiner strahlend gelben Blüte im Kapitel »Gelb« ausführlich beschrieben, auch wenn die aus den Blättern zubereiteten Salate strenggenommen natürlich in das Kapitel »Grün« gehören.

Im Abschnitt »Welche Pflanzen und Farben helfen bei Beschwerden?« ab S. 149 finden Sie eine alphabetische Auflistung aller Beschwerden und der für die Linderung empfohlenen Lebensmittel und Heilsubstanzen, das Register ab S. 157 enthält Stichworte zu Beschwerden, Nahrungsmitteln und Rezepten.

Rot

fördert die Leistung, hebt die Stimmung, reinigt den Körper, ist Grundlage aller Lebensenergie

Rot ist die am stärksten belebende Farbe. Sie symbolisiert das Blut, Feuer, Kraft und Hitze. Rot ist eine ambivalente Farbe, da sie einerseits für Liebe, Leidenschaft und Urenergie steht, aber auch für Kampf, Aggression und Gewalt. Rot kennzeichnet die Lebensenergie schlechthin.

Rote Nahrungsmittel sollten Menschen meiden, die zu Hyperaktivität neigen oder cholerisch sind.

Farbtherapeutisch geht man sehr vorsichtig mit dieser extrem kräftigen und anregenden Farbe um. Sie wird hauptsächlich zur Lösung von chronischen Stauungen eingesetzt, zur Wiederbelebung von ins Stocken geratenen Körperfunktionen und zur Stoffwechselankurbelung. Rot regt zudem die Verdauung an, unterstützt Entschlackungsprozesse und steigert allgemein das Wohlbefinden und die Leistungsfähigkeit.

Zu den roten Gemüsesorten zählen Tomaten, Chili, roter Paprika, rote Rüben, Radicchio, rote Bete und getrocknete rote Bohnen; rote Gewürze sind Paprika und Chili. Rote Früchte umfassen Himbeeren, Erdbeeren und Walderdbeeren, Preiselbeeren, rote Johannisbeeren, Eberesche, Hagebutten, rote Äpfel, Kirschen und rote, fleischige Wassermelonen. Letztere sind ideale Durstlöscher und helfen, die Darmflora wieder aufzubauen. Nichts dazu trinken!

Unter den roten Blüten-Heilkräutern finden sich Mariendistel, Mohn, Teufelskralle, Stechpalme, Erdrauch und der Faulbaum.

Erdrauch

Der Erdrauch, lat. Fumaria officinalis, auch Ackerkraut, Erdgallenkraut, Herdrauchkraut, Melancholiekraut, Franzosenkraut, Grind- oder Weinkraut genannt, wächst 20 bis 30 cm hoch und blüht purpurfarben. Er wird von Insekten bestäubt und enthält Nektar. Ameisen tragen die winzigen Fruchtnüßchen dieses einjährigen Mohngewächses fort und sorgen für seine Verbreitung.

Vorkommen: In gemäßigten Klimazonen, auf Schutthalden, unter Bäumen, an Äckern und steinigen Hängen.

Erntezeit: Das blühende Kraut von Mai bis Juli.

Inhaltsstoffe: Alkaloide, Flavonglykoside u.a.

Indikation: Als Blutreinigungsmittel, bei Leber-Galle-Leiden sowie Beschwerden des Magen-Darm-Bereichs, bei chronischer Verstopfung, Hautunreinheiten, Wasser- und Gelbsucht, Melancholie, Hals- und Zahnfleischentzündungen, Migräne.

Zubereitung

Tee: Zur Blutreinigung gibt man 1 Teelöffel Erdrauchblüten auf 1 Tasse, 5 Minuten ziehen lassen, abseihen, täglich 3 Tassen trinken; als vierwöchige Kur. Eine Teemischung mit Schafgarbe empfiehlt sich zu dem gleichen Zweck.

Rot

Orange

Gelb

Lemon

Grün

Rosa

Blau

Violett

Weiß

Braun

Hagebutte

Die knallroten Hagenbutten sind die Früchte der Hundsrose, lat. Rosa canina, auch Hag- oder Wildrose genannt. Sie enthalten extrem viel Vitamin C, nämlich auf 100 g Hagebutten 400 bis 5000 mg.

Vorkommen: An Wald- und Wegrändern, Böschungen.

Erntezeit: Im Herbst sind die roten Hagebutten aller Wildrosen gereift. Sie werden frisch verwendet oder halbiert, entkernt und getrocknet.

Inhaltsstoffe: Viel Vitamin A und C, Kohlehydrate, Fruchtsäuren, Gerbstoffe, Pektine.

Indikation: Zur Kräftigung des Immunsystems, bei Erkältungs- und Infektionskrankheiten; wirkt leicht zusammenziehend, z.B. bei Ödemen, und harntreibend.

Zubereitung

Tee: 2 Teelöffel zerstoßene Hagebuttenschalen mit 1/4 l Wasser 10 Minuten kochen lassen, wodurch der Tee einen sehr hohen Vitamin-Gehalt bekommt.

Wein *(harntreibend):* 1 kg reife Früchte zerstoßen und zusammen mit 500 g weißem Kandiszucker und 3 l Weißwein 1 Woche ziehen lassen. Anschließend abfiltern und täglich 1 bis 3 kleine Gläschen trinken.

Mus: Reife, entkernte Hagebutten durch die Fruchtpresse drehen und zuckern. Kann roh gegessen oder zu Marmelade eingekocht werden.

Klatschmohn

Der Klatschmohn, lat. Papaver rhoeas, auch Feldmohn, Mohnblume oder wilder Mohn genannt, ist eine »klatschrot« blühende Blume, deren rote Blütenblätter kraftvoll wirken. Er sollte nicht mit dem lila blühenden, gefährlichen Schlafmohn verwechselt werden, der stark narkotisierende Wirkung hat und zur Herstellung von Drogen wie Opium und Morphium dient. Vom heimischen harmlosen Klatschmohn werden die getrockneten Blütenblätter sowie die Samengehäuse verwendet.

Vorkommen: In Getreidefeldern, an Straßen- und Wegrändern. (Der Schlafmohn wird vor allem in Kleinasien und im Fernen Osten angebaut.)

Erntezeit: Die Blüten von Mai bis Juli, der reife Samen aus den Kapseln im Herbst.

Inhaltsstoffe: Schleimstoffe, Alkaloide.

Indikation: Zur Beruhigung für Kinder und ältere Menschen gut geeignet; als sanftes Schlafmittel bei Schlafstörungen, zur Entspannung, gegen Nervosität, Angst- und Erregungszustände; bei Magen- und Darmkrämpfen, Husten, Bronchitis und Heiserkeit, insbesondere bei nächtlichem Reizhusten und Verschleimung; zur Schönheitspflege für Gesichtsdampfbäder, auch gegen Akne und Schuppenflechte.

Zubereitung

Tee: 1 Teelöffel getrocknete Klatschmohnblüten in 1 Tasse mit heißem Wasser überbrühen, 10 Minuten ziehen lassen, abseihen, täglich 2 Tassen trinken.

Rot
Orange
Gelb
Lemon
Grün
Rosa
Blau
Violett
Weiß
Braun

Badezusatz: 2 Handvoll getrocknete Klatschmohnblüten über Nacht in 3 l Wasser ziehen lassen, anwärmen, filtrieren, die Blütenblätter ausdrücken und den Kaltansatz ins Badewasser geben. Das Herz darf nicht bedeckt sein.

Gesichtsdampfbad: 1 Handvoll getrocknete Klatschmohnblüten in einer Schüssel mit 1 l kochendem Wasser überziehen, das Gesicht möglichst dicht über dem Wasser in den Dampf halten, über den Kopf ein Handtuch legen, damit der Dampf nicht entweicht. Möglichst 10 Minuten das Gesicht in den Dampf halten, damit die Poren sich völlig öffnen und die Haut gründlich gereinigt und geklärt werden kann.

Rosen

Rosen sind nicht nur schön anzusehende Blumen, man kann sie auch in Getränken und Speisen verarbeiten. Sie haben Heilwirkung und werden vor allem in der Schönheitspflege verwendet.

Besonders rote Rosen enthalten Gerb- und Schleimstoffe, Vitamine und antibiotisch wirkende Bestandteile. Ätherisches Öl, Zitronen- und Apfelsäure machen die Blüte gerade für die trockene und empfindliche Haut zu einem wertvollen Kosmetikum. Zur Verwendung eignen sich die frischen und die getrockneten Blüten, wobei man bei frischen ungefähr ein Drittel mehr an Menge benötigt. Das kostbare Rosenöl wird aus speziellen Wildarten wie der Gallischen Rose oder Bulgarischen Ölrose hergestellt. Gartenrosen eignen sich nicht dazu.

Die Blüten Ihrer eigenen Gartenrosen können Sie jedoch auf andere Weise für Ihr Wohlbefinden nutzen:

Rosentee

Gegen Müdigkeit, Abgespanntheit, zum Gurgeln bei Halsschmerzen sowie Mund- und Rachenentzündungen; zur Blutreinigung, als Herz- und Nerventonikum. 2 Eßlöffel getrocknete Rosenblütenblätter auf 1 Tasse mit kochendem Wasser übergießen, 5 Minuten ziehen lassen, abseihen.

Rosendessert

100 g frische rote Rosenblätter 10 Minuten in 1/2 l Wasser kochen, dann 10 Minuten ziehen lassen und anschließend abseihen. Das Rosenwasser mit 1/4 l flüssiger Sahne vermischen, eventuell Honig hinzufügen und die Masse aufkochen lassen. Von der Kochstelle nehmen, 1/2 l geschlagene Sahne hinzufügen und gut in die Masse einrühren. Creme in Gläser füllen und kalt servieren.

Rosenaufstrich

4 Handvoll frische Rosenblütenblätter fein zerreiben und 2 Eßlöffel Honig hinzufügen. Mit etwas Rosenwasser die Mischung glätten, bis sie die Konsistenz von Honig hat.

Rosenwasser gewinnt man, indem man Rosenblätter in destilliertem Wasser 12 Stunden ziehen läßt.

Rosenessig für die morgendliche Toilette

Zur Stabilisierung des Säuremantels der Haut nach dem Bad, wirkt desinfizierend und desodorierend.

Rot

Orange

Gelb

Lemon

Grün

Rosa

Blau

Violett

Weiß

Braun

3 Handvoll Rosenblütenblätter in ein verschließbares Gefäß geben und mit einem halben Liter Obstessig übergießen. 2 Wochen verschlossen in Wärme ziehen lassen. Flüssigkeit anschließend filtern, in eine Flasche abfüllen und mit 100 g destilliertem Wasser aufgießen.

Rosenhonig

Hilft bei Erkältungskrankheiten, auch zur Vorbeugung. Im Sommer hergestellt hält der Rosenhonig gut verschlossen Monate.

100 g frische, möglichst rote Rosenblätter in 1/2 l kochendes Wasser geben. 10 Minuten kochen, anschließend 10 Minuten ziehen lassen. Den Aufguß durch ein Sieb gießen und 500 g Bienenhonig dazugeben. Gut umrühren und in Gläser abfüllen.

Rosenbadezusatz

Zu empfehlen bei Rheuma und Arthritis.

Einige Handvoll getrocknete Rosenblütenblätter in ein Leinensäckchen (oder alten Nylonstrumpf) geben und in die Badewanne legen, Wasser einlaufen lassen. Anschließend das Säckchen kräftig auspressen.

Rote Bete/Rote Rüben

Rote Bete ist bei uns weniger beliebt, als es dieses gesunde Gemüse verdient hätte. Es ist reich an Eisen und Folsäure, wirkt sich beruhigend und heilsam auf die Leber aus und gibt den Menschen Energie. Rote Bete hilft zudem bei Gebärmutterproblemen, Verstopfung und Hämorrhoiden und senkt das Krebsrisiko. Dieses tiefrote Gemüse färbt stark ab. Sie brauchen sich also keine Sorgen zu machen, wenn Sie ein, zwei Tage nach dem Verzehr von Roter Bete einen leicht rotgefärbten Stuhl haben. Die Italiener färben mit Rote-Bete-Saft Nudeln. Lästig ist es allerdings, wenn sich rotgefärbte Hände lange nicht reinigen lassen oder gar Rote-Bete-Saft auf die Kleidung gerät.

Achten Sie bei der Zubereitung darauf, die Knollen ungeschält zu kochen und erst anschließend Schale, Blattansätze und Wurzelenden zu entfernen. Im Spätsommer schmeckt Rote Bete am besten. Kaufen Sie die Knollen, solange sie noch klein und zart sind.

Rote-Bete-Gemüse

5 bis 6 kleine Knollen entweder in einem Dämpfeinsatz in etwa 25 Minuten oder im Schnellkochtopf in 10 Minuten weichdämpfen, schälen und in 1/2 cm dicke Scheiben schneiden.

2 Eßlöffel Butterschmalz (Ghee, s. S. 52) in einer Pfanne schmelzen und zusammen mit 2 Eßlöffeln Zitronensaft und 1 Eßlöffel Korianderpulver über das heiße Gemüse geben, gut vermischen.

Chutney aus roher Roter Bete

500 g Rote Bete, 1/2 Meerrettichstange und eine Zwiebel schälen und fein raspeln, alles vermischen. 2 Eßlöffel Honig und 1/8 l Essig mit einer Gewürznelke, 4 Pimentkörnern, Meersalz und Pfeffer aufkochen und heiß über die Rote-Bete-Mischung gießen, sofort gut vermengen und abkühlen lassen. Je länger

das Chutney durchzieht, desto milder wird der Meerrettich. Läßt sich im verschlossenen Glas einige Tage kühl aufbewahren.

Rote-Bete-Pickles

300 g rohe Rote Bete schälen, in fingerdicke Streifen schneiden, mit 1 Tasse Rotweinessig, 1 Tasse Wasser, je 1 Teelöffel Meersalz und Zucker, je 1 walnußgroßen Stück Ingwerwurzel und Meerrettich (in Scheiben geschnitten), 1/2 Chilischote und 4 Lorbeerblättern 10 Minuten köcheln. 2 weiße Gemüsezwiebeln klein schneiden und kurz vor Schluß in den Topf geben. Die Mischung abkühlen lassen.

Rote-Bete-Gratin

400 g rohe Rote Bete und 500 g rohe Kartoffeln schälen, in dünne Scheiben schneiden und vermischen. Eine flache Gratinform mit Butter ausstreichen. 1/2 Teelöffel Pfefferkörner und 5 Pimentkörner zerstoßen. Rote Bete und Kartoffeln damit würzen, salzen und in der Form verteilen, Ofen auf 200° C vorheizen und das Gratin eine Stunde backen, bis die Kartoffelscheiben gar sind.

Da Rote Rüben unter der Konkurrenz moderner, ausländischer Nahrungsmittel in heimischen Töpfen seltener geworden sind, ist es mir ein Anliegen, Ihnen ein Rezept zu präsentieren, das Ihnen die Freude an diesem traditionsreichen Gemüse wiedergibt. Denn Rote Rüben gehören seit über 2000 Jahren zum Heilschatz der Menschheit. Aufgrund ihrer vielfältigen Inhaltsstoffe haben die Roten Rüben eine wichtige Funktion bei der

Vorbeugung vieler Krankheiten, vor allem bei Zellatmungsstörungen.

Gesäuert entwickeln Rote Rüben eine besonders starke Wirkung. Allerdings sind sie nicht so leicht zu säuern. Wenn man sie mit Weißkohl, Zwiebeln und eventuell Äpfeln mischt, erhält man ein gutes und haltbares Resultat.

Milchgesäuerter Rote-Rüben-Salat

2 kg Rote Rüben, 500 g Zwiebeln und 500 g säuerliche Äpfel schälen und alles fein raspeln. 700 g Weißkraut kleinschneiden und zusammen mit gut 50 g Meersalz mit den anderen Zutaten vermischen. In saubere Gläser füllen, leicht nachdrücken, aber nicht zerquetschen. Die Gläser sollen zu 3/4 gefüllt sein.

Eine Gewürzmischung aus 1 bis 2 Eßlöffeln Senfkörnern, 3 Lorbeerblättern und je nach Geschmack Kümmel, Estragon, Dill und Meerrettich darübergeben. Etwas gekochtes Wasser angießen und in jedes Glas 1 Eßlöffel Molke füllen. Gläser fest verschließen und bei Zimmertemperatur 8 bis 10 Tage stehen lassen, dann kühl stellen.

Die Gläser mindestens 6 Wochen verschlossen halten. Langsam öffnen, da der Saft herausspritzen kann.

Orange

läßt uns durchatmen, vertreibt Bauchweh und stimmt uns heiter

Orange ist eine äußerst aktivierende und belebende Farbe. Sie wirkt erweiternd und öffnend, unterstützt Heiterkeit, Expansion und Extrovertiertheit. Wer unter Depressionen leidet oder die Lebenslust verloren hat, findet in orangefarbenen Lebensmitteln Hilfe. Allerdings sollten Menschen, die abnehmen wollen, diese Farbe reduzieren.

In der Farbtherapie wird Orange eingesetzt, um verzweifelten, depressiven Menschen neuen Lebensmut zu geben, zu aktivieren, Probleme zu lösen. Orange regt zudem die Verdauung sowie den Abbau von Umweltgiften im Körper an. Es unterstützt die Milz und löst Magenkrämpfe.

Zu den orangefarbenen Lebensmitteln zählen beispielsweise Kürbis, Karotten, Orangen (auch als Öl oder Schale), Aprikosen sowie unter den Blüten-Heilkräutern die Ringelblume, Kapuzinerkresse und Arnika. Orangen, Aprikosen und Clementinen sind besonders Vitamin-C-haltig, während Mangos reich an Enzymen sind.

Kürbis

Der zeitweise von ausländischem Gemüse verdrängte Kürbis erfreut sich besonderer Beliebtheit bei den Hobby-Gärtnern, die ihren Ehrgeiz in seine Pflege und

Züchtung legen und sich um möglichst große und prächtige Exemplare bemühen.

Das knallorangefarbene Kürbisfleisch enthält viel Vitamin A, B und C und ist darüber hinaus extrem kalorienarm. Die getrockneten Kürbiskerne schmecken gut und helfen bei Blasen- und Prostatabeschwerden.

Kürbis läßt sich säuerlich als Gemüse zubereiten oder süßlich als Nachtisch verwenden.

Kürbisgemüse

600 g Kürbis schälen, Kerne ausschaben, das Kürbisfleisch in kleine Würfel schneiden. 1 kleine Zwiebel und 1 Knoblauchzehe schälen und fein hacken. 2 Eßlöffel kaltgepreßtes Olivenöl erhitzen, die Zwiebel und den Knoblauch darin goldgelb braten. Den Kürbis und 2 Eßlöffel Gemüsebrühe dazugeben und zugedeckt ungefähr 10 Minuten dünsten. Das Gemüse mit dem Saft 1 Zitrone, Meersalz und etwas frisch geriebenem Ingwer würzen.

Gefüllter Kürbis

Einen kleinen zarten Kürbis halbieren und das Fruchtfleisch herausschaben. Aus dem Kürbisfleisch, in Würfel geschnittenen Gurken, Kapern und kleingeschnittenen Tomaten eine Füllung herstellen und diese mit Meersalz, Pfeffer, Zitronensaft, Öl und Senf vermengen. Die Masse in die Kürbishälften füllen und kühl servieren.

Kürbiskompott

Kürbis schälen, würfeln und in Essigwasser dämpfen. Zitronenschale, Zimt, Zucker, ein paar Nelken hin-

Rot
Orange
Gelb
Lemon
Grün
Rosa
Blau
Violett
Weiß
Braun

zufügen. Kürbiswürfel glasig werden lassen, herausnehmen und gekühlt servieren.

Süße Kürbissuppe

Kürbis schälen, würfeln und in Wasser weichkochen. Stücke passieren, mit Milch, Meersalz, Zimt und Zitronenschale auf kleiner Flamme kochen. 1 Tasse Milch und 1 Eßlöffel Mehl verquirlen und in die Suppe einrühren, nochmals aufkochen lassen, anschließend eventuell zuckern und mit kleingehackten Mandeln bestreuen.

Möhren/Karotten

Beginnen Sie Ihren Tag mit einem frisch gepreßten Saft aus Orangen, Aprikosen, Möhren oder einer Mischung aus Möhren und Äpfeln. Nicht nur legen Sie damit die allerbeste Grundlage für Ihre Gesundheit, sondern Sie ermöglichen sich dank der warmen Farbeinwirkung eines solchen Wachmachers den Start in einen neuen, heiteren Tag.

Möhren, gemeinhin auch Mohrrüben, Karotten, gelbe Rüben oder Wurzeln genannt, sind ein nahrhaftes und zugleich dekoratives Wurzelgemüse. Karotten heißen speziell die kurzen, runden Frühmöhren, während die im Sommer und Herbst geernteten Möhren längliche Wurzeln haben. Man kann Möhren bis zu zehn Tagen kühl lagern.

Junge Möhren sowie solche aus kontrolliert biologischem Anbau werden nur unter fließendem kalten Wasser gebürstet, ansonsten sollte man sie schaben.

Das in Möhren reichlich enthaltene Vitamin A wird dem Organismus erst in der Kombination mit Fett – Öl, Sahne, Butter – verfügbar, weshalb man auch bei der Rohkostzubereitung zumindest etwas Öl oder Sahne unter die Möhrenraspel mischen sollte.

Möhren-Pastinaken-Plätzli

500 g Pastinaken (Kreuzung aus Wurzelpetersilie und Sellerie) und 250 g Möhren säubern und fein reiben. 250 g Pellkartoffeln schälen, ebenfalls reiben und unter die Pastinaken-Möhren-Raspel mischen. 1 Bund Petersilie waschen und fein hacken. 1/4 l Sahne, 4 Eßlöffel Weizenvollkornmehl, 2 Teelöffel Salz, 1 Teelöffel Honig, je 1/2 Teelöffel Fenchelsamen und gemahlenen Koriander sowie die Petersilie zu dem geraspelten Gemüse geben und alles miteinander verrühren, so daß ein gut formbarer Teig entsteht. Je nach Konsistenz etwas Wasser oder Mehl hinzufügen. Aus dem Teig etwa 2 cm dicke Plätzchen formen. Öl in einer Pfanne erhitzen und die Möhren-Pastinaken-Plätzli darin bei schwacher Hitze von jeder Seite je ungefähr 4 bis 5 Minuten braten.

Möhren-Apfel-Rohkost mit Nüssen

250 g Möhren und 250 g Äpfel säubern und fein raspeln. Saft einer Zitrone darübergießen. Mit wenig Salz, weißem Pfeffer und einer Prise Zucker würzen, kleingehackte Walnüsse unterrühren und mit etwas Sahne oder Olivenöl abrunden.

Möhrenpüree

500 g Möhren und 125 g Langkornreis waschen und

Rot

Orange

Gelb

Lemon

Grün

Rosa

Blau

Violett

Weiß

Braun

in einem Topf in zerlassener Butter oder Ghee
(s. S. 52) anbraten. Mit je 1/2 Teelöffel Salz und
Zucker würzen. Mit 4 Tassen Wasser auffüllen und
zugedeckt 20 Minuten bei mittlerer Hitze garen.
Das Gemisch pürieren und nochmals in einem Topf
unter Rühren bei starker Hitze so lange wenden, bis
keine Flüssigkeit mehr in dem Püree enthalten ist.
Anschließend 2 Eßlöffel Butter und 1/8 l Sahne unterrühren, mit etwas weißem Pfeffer würzen und
warm servieren.

Möhrengemüse

750 g Möhren säubern, halbieren und in einem Topf
mit zerlassener Butter andünsten. 1 Teelöffel Salz
und 1 Tasse Wasser hinzufügen und das Gemüse
zugedeckt bei milder Hitze in ungefähr 30 Minuten
garen (im Schnellkochtopf 10 Minuten). Je 1/2 Becher süße und saure Sahne mischen und im Wasser-
bad bei milder Hitze sämig rühren. Das gedünstete
Gemüse mit je 1 Messerspitze weißem Pfeffer, zer-
stoßenem Fenchelsamen und etwas Zucker würzen
und mit der Sahne übergießen. Mit Schnittlauch
oder Petersilie garnieren.

Orange/Apfelsine

Nicht nur, daß die Farbe Orange unseren Appetit an-
regt und unsere depressiven Gedanken erheitert, sie
schmeckt als Frucht besonders gut und ist sehr Vitamin-C-haltig.

Der Orangenbaum ist in Südeuropa beheimatet.

Die Schalen wirken magen- und nervenstärkend. Außerdem hilft der Orangensaft bei Gicht und Parodontose. Dem Saft wird auch eine blutdrucksenkende Wirkung zugeschrieben.

Die Orange bewirkt, daß unsere Energien fließen können, und bei Melancholikern dient sie als »Lichtspender« und macht uns somit wieder Mut.

Orangencurry-Sauce
1 Eßlöffel Butterschmalz (Ghee, s. S. 52) erhitzen und 3–4 Nelken, 1 Messerspitze Zimt, etwas Cayenne-Pfeffer, 1 Eßlöffel gemahlenen Ingwer, 1 Teelöffel gemahlenen Kardamom als Gewürze dazugeben. Mit dem Saft von 3 frischen ausgepreßten Orangen löschen und 15 Minuten kochen lassen.

Mangoeis
Vermischen Sie im Mixer fertig gekauftes Vanilleeis mit püriertem Mangofruchtfleisch – und fertig ist die köstlichste aller Eiscremes!

Ringelblume

Die leuchtend gelborangefarbene Ringelblume, lat. Calendula officinalis, auch Gold-, Totenblume, Marienrose oder Sonnenwende genannt, gehört zu den Korbblütlern. Sie hat einen behaarten Stengel und wächst bis zu 70 cm hoch. Die Blätter sind ebenfalls fein behaart und länglich. Die leuchtenden Blüten können einen Durchmesser bis zu 5 cm haben.
Vorkommen: Ursprünglich aus dem Orient kommend,

ist die Ringelblume im Mittelmeergebiet, aber auch als Zierpflanze in unseren heimischen Gärten verbreitet.

Erntezeit: Die voll aufgeblühten Blüten werden von Juni bis Oktober geerntet und an einem luftigen Ort schnell getrocknet.

Inhaltsstoffe: Bitterstoffe, Carotinoide, ätherisches Öl.

Indikation: Zur Wundheilung, bei Kreislauf-, Magen- und Darmstörungen, Gallenblasenentzündung, Leberleiden, Gelbsucht, Drüsenentzündungen, -schwellung, Nervosität, zur Schweißregulierung, bei Menstruationsschmerzen, Zahnschmerzen, Verbrennungen, Frostbeulen, Warzen, als Haarfärbemittel.

Zubereitung

Tee: 1 gehäufter Teelöffel frische Ringelblumenblüten auf 1 Tasse geben, heiß übergießen, 5 Minuten ziehen lassen. Täglich 2 bis 3 Tassen trinken.

Salbe *(zur Durchblutungsanregung, bei Hautproblemen):* 250 g reines Butterschmalz (Ghee, s. S. 52) erhitzen, eine gute Handvoll Ringelblumen (Blätter, Blüten und Stengel) hinzugeben, aufschäumen lassen, umrühren und die Pfanne vom Herd nehmen. Über Nacht kaltstellen. Nochmals leicht erwärmen, durch ein Leinentuch filtern, Ringelblumenteile auspressen und die so gewonnene Salbe in verschließbare Gefäße abfüllen.

Saft *(gegen Hautflecken und bei Hautkrankheiten äußerlich):* Frische Stengel der Ringelblume in einem Entsafter auspressen und die betroffenen Hautpartien täglich mehrmals bestreichen.

Gelb

läßt Säfte fließen, gibt Kraft und Energie, fördert die Gedankenkraft

Rot

Orange

Gelb

Lemon

Grün

Rosa

Blau

Violett

Weiß

Braun

Gelb ist eine warme, heitere und leuchtende Farbe. Sie symbolisiert die Sonne, Helligkeit und Offenheit. Dies gilt für verschiedene Bereiche. So können wir uns mit Hilfe der Farbe Gelb sowohl intellektuell wie spirituell öffnen. Wir werden gedanklich beweglicher, unsere Auffassungsgabe und geistige Antriebsstärke werden gefördert. Wir entwickeln Weltzugewandtheit, werden souveräner im Umgang mit Menschen, haben Erfolg. Gelb weckt die Kräfte des Verstandes und erhöht die Analysefähigkeit.

Essen Sie Gelb, bevor Sie geistig gefordert werden. Geben Sie Ihrem Kind gezielt gelbe Nahrungsmittel oder Getränke, wenn es eine Prüfung zu bestehen hat.

Auch für Kranke und Menschen, die den Mut verloren haben, ist Gelb eine wichtige Farbe, um das Interesse am Leben zu wecken und Teilnahmslosigkeit zu überwinden.

Menschen mit Schilddrüsenüberfunktion müssen ebenso wie Choleriker zurückhaltend im Umgang mit Gelb sein, da sonst Überreizungen auftreten können.

In der Farbtherapie setzt man Gelb ein, um den Blutdruck zu steigern, Entgiftungsprozesse der Leber zu unterstützen, Teilnahms- und Interesselosigkeit aufzubrechen, Hoffnung und Lebensantrieb zu wecken und schwache Magenfunktionen zu aktivieren.

Gelbe Gemüsesorten sind unter anderem Mais, Kürbis, getrocknete Erbsen, rötlichgelbe Linsen (Dal). Getreide ist gelb, ebenso die Gewürze Kurkuma, Fenchelsamen, Kümmel, Safran, Currypulver, Vanille und Ingwer. Zu gelben Früchten zählen zum Beispiel gelbe Äpfel, gelbe Kirschen, Zitronen, Mirabellen, Bananen (siehe auch Seite 136) und die enzymreiche Ananas, die sich in idealer Weise zur Entschlackung und Reinigung eignet. Gelbe Blüten und Heilkräuter sind etwa Löwenzahn, Goldrute, Schlüsselblume, Nachtkerze, Johanniskraut, gelber Enzian, Fenchel, Frauenmantel, Gänsefingerkraut und Huflattich.

Apfel

An apple a day keeps the doctor away.

Der Apfel, dessen Schale rot, gelb oder grün sein kann, dessen Fruchtfleisch in der Regel aber hellgelb ist, sei hier aufgrund seiner besonderen, darmregulierenden Fähigkeit erwähnt. Bei Durchfallerkrankungen, insbesondere im Kindesalter, besitzt eine Apfeldiät hohen therapeutischen Wert. Darüber hinaus kommt dem Apfel bei der Verdauungsregulation, auch von Erwachsenen, bei der Prävention von Magen-Darm-Funktionsstörungen bis zur Regulation von Gewichts- und Stoffwechselproblemen besondere Bedeutung zu.

Äpfel enthalten dank der Pektine zu einem hohen Anteil Ballaststoffe. Diese wiederum wirken sich vom Magen bis hin zum Dickdarm positiv auf die Verdauung aus. Offensichtlich ist das Erkrankungsrisiko um so geringer, je mehr Ballaststoffe man in der Nahrung zu sich nimmt. Daher sind Äpfel zur Prävention von Dickdarmerkrankungen und bei Verstopfung zu empfehlen. Die Ballaststoffe sind in der Lage, Schadstoffe im Körper, z.B. Schwermetalle, zu binden und aus dem Körper herauszubefördern. Einen zusätzlichen Vorteil erleben Diabetiker, wenn sie regelmäßig Äpfel essen, denn sie kommen dann mit weniger Insulin aus.

Darüber hinaus sind Äpfel wirkungsvolle Appetitzügler; sie senken den Cholesterinspiegel und schützen das Immunsystem. Besonders alten Menschen empfehle ich, viele Äpfel zu essen, da das im Apfel enthaltene Spurenelement Bor den Körper dazu befähigt, Kalzium richtig zu verwerten, und somit ein wertvoller Schutz gegen Osteoporose ist. Der Apfel wirkt sich auf die Stimmung stabilisierend aus und weckt Zuversicht. Der grüne Apfel hilft bei Zank und Streit, während der rote sich eher als Zankapfel eignet.

Apfel-Möhren-Sellerie-Salat

3 Äpfel waschen, vierteln, Kerngehäuse entfernen, in Scheiben schneiden. 250 g Möhren und 1 Sellerieknolle putzen und raspeln, alles mit dem Saft 1 Zitrone beträufeln. 50 g gehackte Walnußkerne hinzufügen und in eine Schüssel füllen. Eine Soße aus 1 Becher Joghurt, 1/2 Teelöffel Zucker, Salz und weißem Pfeffer über den Salat verteilen und frisch angemacht servieren.

Apfelkompott

6 rohe Äpfel, z.B. Golden Delicious, waschen, entkernen und in Stücke schneiden. 2 Tassen Apfelsaft aufkochen, Äpfel und etwas Zimt hinzufügen und

bei mittlerer Hitze 10 bis 15 Minuten köcheln lassen. Kann man heiß oder kalt als Zwischenmahlzeit, zum Frühstück oder Nachtisch mit Reisbrei, Quark u.ä. zu sich nehmen.

Apfelauflauf

100 g Löffelbiskuits in einer Schüssel zerkrümeln und mit 3 Eßlöffeln Apfelsaft, der mit Rumaroma gewürzt wurde, tränken. 1 kg leicht säuerliche Äpfel waschen, schälen, in Scheiben schneiden, diese mit Zitronensaft beträufeln und mit Preiselbeermarmelade bestreichen. Backofen auf 210 °C vorheizen. In eine mit Butter ausgestrichene Auflaufform Apfelscheiben legen und 30 g Biskuitkrümel darüber verteilen. In zwei weiteren Schichten nochmals Äpfel und Biskuitkrümel verteilen. 1/2 l Sahne, 1 Päckchen Vanillinzucker und 50 g Zucker verrühren und über die Äpfel gießen. Auf der untersten Schiebeleiste im Backofen 45 Minuten backen. Mit Vanillesoße servieren.

Arnika

Arnika, lat. Arnica montana, auch Bergwohlverleih, Bergdotterblume, Johannesblume oder Tabak der Berge genannt, ist eine bekannte Heilpflanze. Sie gehört zu den Korbblütlern und ist eine Staude, die bis zu 60 cm hoch wächst und gelbe Blüten hat. Mittlerweile steht Arnika bei uns unter Naturschutz.

Vorkommen: In Gebirgslagen, auf Waldwiesen, Almen.
Erntezeit: Das blühende Kraut und die Blüten von Juni bis August, die Wurzel vor der Blüte oder im Spät-

herbst. Vorsicht! Beim Sammeln auf die von der sogenannten Kirschfliege im Blütenkelch abgelegten schwarzen Eier achten und diese entfernen.

Inhaltsstoffe: Ätherische Öle, Arnikaflavon, Phytosterin.

Indikation: Wegen ihrer bakteriziden, fungiziden und antiseptischen Wirkung bei Wunden, Stichen, Schlagverletzungen, Blutergüssen, Quetschungen, Muskelzerrungen, Knochenbrüchen, auch bei Rheumabeschwerden; gegen Entzündungen im Mund- und Rachenraum, bei Abszessen, Nagelbettentzündungen, infizierten Wunden; zur Herz- und Kreislaufstärkung, Blutdruckregulierung, Cholesterinspiegelsenkung, Dämpfung überreizter Nerven. Arnika in Urform kann zu Allergien führen.

Gelber Paprika

Paprika zählt zu den vitaminreichsten Pflanzen der Erde. Sie enthält die Vitamine C, D und P und die gelbe Schote auch Carotin.

Paprika wirkt anregend auf Magen, Darm und Nerven und desinfiziert die Schleimhäute von Mund, Magen und Darm, wobei bei grünem Paprika die desinfizierende Wirkung mehr hervortritt. Paprika wirkt harntreibend und hat vielen Frauen schon bei Wechseljahrbeschwerden geholfen.

Eingelegte bunte Paprika
2 gelbe, 1 grüne und 1 rote Paprika bei Mittelhitze im Backofen braten, bis die Schale Blasen wirft.

Die Schale abziehen, die Paprika vierteln, Stiele und Kerne entfernen. In heißem Öl oder in Butterschmalz (Ghee, s. S. 52) braten, würzen und mit Essig marinieren. Einige Tage ziehen lassen.

Getreide/Dinkel

Wenn Dinkel nur gesundes Fleisch und Blut bildet, und der Kranke eben nur Dinkel ißt, dann kann auch nur gesundes Fleisch und Blut werden.

Hildegard von Bingen

Getreide sollte möglichst frisch, am besten mit der eigenen Getreidemühle, vermahlen werden. So bleiben alle Vitamine und Mineralien erhalten, und das Getreide besitzt seinen vollen Wert. Am gesündesten sind frische Keimlinge aus Getreide. Luftgetrocknetes Brot, das keine Backtriebmittel enthält und nur mit 40 °C gebacken wurde, kann als Frischkost bezeichnet werden. Da Getreide sehr stark säuert, sollte der tägliche Bedarf an Nahrung allerdings nicht nur mit Getreide abgedeckt werden. Denn jede Krankheit beginnt durch zuviel Säure im Körper.

Dinkel gehört zur Getreidegruppe Weizen und ist eine sehr alte Getreidesorte. Er gilt als das beste Korn laut Hildegard von Bingen. Dinkel liefert Mehl von hohem Backwert und ist durch kein anderes Getreide ersetzbar. Die grünen gedarrten Dinkelkörner werden »Grünkern« genannt und gerne als Suppeneinlage verwendet. Am meisten wird das Dinkelkorn zum Brotbacken genommen.

Dinkelbrei

2 getrocknete Feigen, 2 getrocknete Pflaumen oder Aprikosen, jeweils kleingeschnitten, und 2 Eßlöffel Rosinen über Nacht in 4 Tassen Wasser einweichen. Am nächsten Tag im Einweichwasser zum Kochen bringen.

1 Tasse Dinkel fein mahlen, mit 1 1/2 Tassen Wasser anrühren und zu den kochenden Trockenfrüchten geben. Gut verrühren, Herd abschalten und die Masse ausquellen lassen. 2 Eßlöffel geriebene Nüsse, je 1 Messerspitze Zimt und Ingwer einrühren.

Nach Geschmack mit Honig oder Zuckermelasse süßen und mit Schlagsahne verfeinern.

Dieses Gericht schmeckt warm und kalt gleichermaßen gut.

Grünkern mit sonniger Südensoße

1 große Tasse Grünkern grob schroten, 2 Eßlöffel Olivenöl erhitzen und eine kleine Zwiebel glasig anbraten. Den Grünkern kurz mitrösten und mit der dreifachen Menge Wasser aufgießen. 1 Eßlöffel gekörnte Gemüsebrühe zugeben, aufkochen und 20 Minuten ziehen lassen.

Dazu folgende Sauce:

1 Zwiebel feinhacken und mit jeweils 1/2 Teelöffel Rosmarin, Oregano und Thymian in reinem geklärten Butterschmalz (s. S. 52) anrösten, 250 g geschälte Tomaten dazugeben und mit 1 Teelöffel gekörnter Gemüsebrühe würzen. Mit 1/4 l passierten Tomaten auffüllen und einige Minuten köcheln lassen. Grünkern auf einem Teller anrichten, Soße darübergießen und mit Basilikumblättern verzieren.

Grünkern mit Gemüse

1 Zwiebel schälen, 250 g Suppengemüse (Sellerie, Lauch und Karotten) säubern und alles in kleine Würfel schneiden.

100 – 150 g Grünkern grob schroten und in Öl oder Butterschmalz (s. unten) anrösten. Gemüse- und Zwiebelwürfel zugeben, kurz mitbraten und mit 500 g passierten Tomaten löschen. Mit soviel Wasser auffüllen, daß alles bedeckt ist. Salzen, aufkochen und 20 Minuten bei kleinster Hitze ausquellen lassen. Kleingeschnittene frische Kräuter (je 1/2 Teelöffel Majoran, Petersilie und Basilikum) darüberstreuen und servieren.

Ghee (reines geklärtes Butterschmalz)

Frische Butter wird auf *kleinster* Flamme geschmolzen. Man läßt die Butter so lange leise köcheln, bis sich weißer Schaum oben und Flocken unten bilden, ca. 40 Minuten lang. Die geklärte Butter wird nun durch ein feines mit einem Mulltuch ausgelegtes Sieb gegeben, das Schaum und Flocken auffängt. Das fertige Ghee wird in einem Glas oder »Schmalztopf« aufbewahrt. Es muß nicht in den Kühlschrank. Der Vorteil von Ghee ist, daß keine Säure mehr gebildet wird und der Organismus nur noch den Nährwert aufnimmt. Wer täglich 1 Eßlöffel Ghee zu sich nimmt, egal in welcher Form, ob beim Braten, Kochen oder mit heißer Milch, unterstützt und reinigt die Lymphe, das Immunsystem und stärkt die Knochen. Ghee hilft zu entsäuern.

Hopfen

Als Nahrungs- und Heilmittel sind am Hopfen, lat. Humulus lupulus, besonders die gelblichen Blüten interessant. Besondere Heilwirkung kommt den Hopfendrüsen und Drüsenhaaren (Lupulin-Drüsen) zu. Therapeutisch wird der Hopfen seit dem Mittelalter verwendet. Seinen Haupteinsatz findet er bei der Bierherstellung, bei der zwischen 100 und 300 g Lupulin pro Hektoliter zugefügt werden. Die rauhen, schlingenden Stengel wachsen bis zu 6 m hoch. Traditionell gilt Hopfen als Glückspflanze und wird zur Abwendung von Unheil über Eingangstüren oder Rundbögen zum Garten angebracht.

Vorkommen: In gemäßigten Klimazonen an Waldrändern, feuchten Gebüschen; als Kulturpflanze.

Erntezeit: Die Fruchtstände (Hopfenzapfen) im Spätsommer kurz vor der Reife.

Inhaltsstoffe: Lupulin, Harze, Bitter- und Gerbstoffe, ätherische Öle.

Indikation: Zur Beruhigung, zur Ausgeglichenheit der Keimdrüsen-Sexualfunktionen, gegen Unruhe- und Angstzustände, Schlaflosigkeit, Depressionen, Prostata-, Harnwegsbeschwerden, Schmerzen durch Gicht und Rheuma, Würmer, zur Eröffnung der Gebärmutter beim Geburtsvorgang.

Zubereitung

Tee: 1 bis 2 Teelöffel geschnittene Hopfenzapfen mit 1 Tasse Wasser anbrühen, 10 Minuten ziehen lassen, abseihen, vor dem Schlafen warm trinken; Tee läßt sich auch als Haarpflegemittel verwenden.

Löwenzahn

Der Löwenzahn, lat. Taraxacum officinale, auch Sonnenwirbel, Kettenstaude und Pusteblume genannt, ist wahrscheinlich die verbreitetste und bekannteste Pflanze in Europa. Der Löwenzahn besitzt eine starke Vitalkraft und trotzt jedem Wetter. Die Inhaltsstoffe sind aus diesem Grund auch starken Schwankungen unterworfen. Die Frühjahrswurzel enthält besonders viele Bitterstoffe. Und genau die brauchen wir, um unsere Verdauungssäfte anzuregen.

Vorkommen: In ganz Europa verbreitet; wächst auf Äckern und Wiesen, an Wegen und in lichten Wäldern, vom Flachland bis zu den Almwiesen.

Blütezeit: März bis Mai, manchmal noch im August und September.

Inhaltsstoffe: Bitter- und Gerbstoffe, Inulin, Cholin, Zucker, A-Vitamine. Der Milchsaft besteht aus Eiweiß, Harz und Taraxarin.

Indikation: Ideal als Blutreinigungskur im Frühjahr! Bei rheumatischen Beschwerden, insbesondere wenn die Beschwerden beim Sitzen schlimm sind und erst bei Bewegung etwas nachlassen. Bei allen Leberleiden wie Appetitlosigkeit, Dyspepsie, Blähsucht, Verstopfung, Kopfschmerzen mit gleichzeitig bitterem Geschmack im Mund, »Landkartenzunge«; bei druckempfindlicher Leber, Hämorrhoiden, Gallestau, Gelbsucht und Milzstau.

Wurzeln und Blätter sind galle- und wassertreibend sowie appetitanregend wie alle Bitterpflanzen. Die Blütenstengel beeinflussen positiv die Bauchspeicheldrüse von Zuckerkranken. Sie lindern Hautausschläge und

Hautjucken und können schmerzlos Gallensteine lösen, da sie die Leber- und Gallentätigkeit anregen.

Aufgrund seiner blutreinigenden Wirkung hilft Löwenzahn bei Gicht, Stoffwechselkrankheiten und Akne. Er bringt die Säfte zum Fließen und wird bei Lymphstauungen und Drüsenschwellungen wirksam. Für Nierenkranke ist Löwenzahnsirup ein wunderbares Mittel, da er nicht soviel Säure enthält wie Honig oder gar Zucker.

Zubereitung

Salat: Die jungen Blätter schmecken sehr gut als Salat oder Salatbeigabe. Bei einer chronischen Leberentzündung sollten frische Blütenstengel fünf- bis sechsmal täglich roh gegessen werden. Zuckerkranke brauchen mindestens zehn frische rohe Blütenstengel für die Bauchspeicheldrüse. Bei Abgeschlagenheit und chronischer Schwäche sind die frischen Stengel, die man mit der Blüte pflückt und erst kurz vorher entfernt, erstaunlich wirkungsvoll. Die Stengel sollten langsam gekaut werden.

Junge Löwenzahnblätter zusammen mit jungen Brennesselblättern sind ein gesundes und beliebtes Frühgemüse.

Tee: 1 bis 2 Teelöffel geschnittene Blätter und zerkleinerte Wurzel mit 1 Tasse Wasser einmal kurz aufkochen, 20 Minuten ziehen lassen, abseihen. Als Kur täglich 1 Tasse morgens 3 Wochen lang trinken.

Saft: 2 bis 3 Eßlöffel des frisch ausgepreßten Saftes aus Blättern und Wurzel täglich 3 Wochen lang.

Auszug: 2 Teelöffel der gehackten Wurzel und des frischen Krauts mit 2 Tassen Wasser kalt ansetzen, über Nacht (8 Stunden) ziehen lassen und dann tagsüber schluckweise trinken.

Sirup: 2 Tassen Löwenzahnblüten werden in 1 Liter kaltem Wasser langsam zum Köcheln gebracht. Nachdem es einmal aufgekocht hat, den Topf von der Platte nehmen und zugedeckt über Nacht stehen lassen. Am nächsten Tag abseihen und mit den Händen gut auspressen. In den entstandenen Saft rührt man 1 kg unbehandelten Rohzucker und 1/2 in Scheiben geschnittene, ungespritzte Zitrone. Nochmals auf den Herd stellen und bei geschlossenem Deckel auf kleinster Stufe die Flüssigkeit verdunsten lassen, ohne daß die Masse aufkocht. Zwischendurch die Masse ein- bis zweimal erkalten lassen, um zu überprüfen, ob sie schon sirupartig ist.

Der Sirup darf nicht zu dick werden, da er sonst kristallisiert, aber auch nicht zu dünn bleiben, da er sonst sauer wird. Er soll am Schluß wie Honig aussehen und wird auch so verwendet. Schmeckt phantastisch!

Honig: 2 Handvoll Löwenzahnblüten möglichst von den grünen Hüllblättern befreien, da diese bitter schmecken. Die Blüten in ein Einmachglas geben, 500 g Honig darübergießen, 2 Nelken und eine Zimtstange hinzufügen und alles an einem warmen Platz etwa 2 bis 3 Wochen stehen lassen. Anschließend durch ein Sieb filtern.

Pikanter Löwenzahnsalat

4 Handvoll Löwenzahnblätter waschen und in feine Streifen schneiden. 3 Eßlöffel Sonnenblumenöl, 1 Eßlöffel Obstessig, 1 gewürfelte Zwiebel, 1 zerdrückte Knoblauchzehe, Meersalz und Pfeffer zu einer Salatsoße verrühren. Die Löwenzahnblätter und 20 g Sonnenblumenkerne dazugeben, mischen und 10 Minuten stehen lassen. 2 Scheiben Weizenvollkornbrot würfeln und in einer Pfanne knusprig anbräunen. Über den Salat geben und servieren.

Löwenzahnknospengemüse

In einem Topf Butterschmalz (Ghee, s. S. 52) erhitzen und darin 1 kleingewürfelte Zwiebel glasig dünsten. 4 Handvoll gewaschene, noch fest geschlossene Löwenzahnknospen hinzufügen und unter Umrühren 5 Minuten dünsten. Mit Meersalz, Pfeffer und einer Prise geriebener Muskatnuß würzen.

Mais

Mais stärkt in uns die Fähigkeit, den richtigen Zeitpunkt zu erspüren. Er stärkt unser Ego und unsere Selbstsicherheit. Wir erkennen unsere speziellen Fähigkeiten dank seiner Wirkung und genießen das Gefühl des eigenen inneren Reichtums.

Maisfladen

4 Tassen Maismehl mit etwas Salz in eine Schüssel sieben und ca. 1 1/2 Tassen Wasser hinzufügen, so daß ein fester Teig entsteht. Den Teig in 6 bis 8

Stücke teilen, dann jedes Stück mit dem Handballen flachdrücken und anschließend in einer leicht gemehlten Pfanne oder mit etwas Ghee (s. S. 52) langsam rösten, dabei den Fladen immer wieder flachdrücken und in der Pfanne bewegen. Nach 10 Minuten ist ein Fladenbrot gar und kann mit Butter bestrichen und serviert werden.

Odermennig

Odermennig, lat. Agrimonia eupatoria, ist eine 30 bis 100 cm hoch wachsende, wohlriechende Heilpflanze mit hohen Stengeln, an denen von unten bis oben gelbe Blüten stehen. Odermennig wurde in der Antike und im Mittelalter als Mittel gegen Leberleiden sehr geschätzt.

Vorkommen: Trockene Felder, Wiesen, Wald- und Wegränder, Waldlichtungen.

Erntezeit: Während der Blüte von Juni bis August; geerntet wird das ganze blühende Kraut.

Inhaltsstoffe: Bitter- und Gerbstoffe, Flavonoide, ätherisches Öl u. a.

Indikation: Bei Milz-, Leber- und Gallestörungen, Diabetes, Rheuma, Verstopfung, Heiserkeit, Halsschmerzen, Entzündungen der Mundschleimhäute, Seitenstechen, zur Wundheilung, gegen Würmer, Nasenbluten, Warzen, Krampfadern.

Zubereitung

Tee: 1 Teelöffel des kleingeschnittenen, getrockneten Krautes mit 1 Tasse heißem Wasser überbrühen,

5 Minuten ziehen lassen, abseihen, täglich 2 Tassen davon trinken.

Salbe gegen Krampfadern: In einer Pfanne 250 g reines Butterschmalz (Ghee, s. S. 52) erhitzen, 3 Handvoll kleingeschnittenes Odermennig-Kraut hinzufügen, umrühren, vom Feuer nehmen. Zugedeckt über Nacht stehen lassen. Am nächsten Tag nochmals erwärmen und durch ein Leinentuch passieren, Kräuterrückstände auspressen und die so gewonnene Salbe in verschließbare Gefäße abfüllen.

Bad: 200 g Odermennig in 5 l Wasser über Nacht einweichen, anschließend erwärmen, abseihen und dem Badewasser zugießen. Das Herz muß außerhalb des Wassers sein. 20 Minuten baden, nicht abtrocknen, sondern im Bademantel eine Stunde im Bett nachschwitzen.

Safran und Curry

Von kräftigem Gelb sind Speisen, die mit Safran oder Curry zubereitet sind. Safran, lat. Crocus sativus, ist ein Gewürz aus den getrockneten Narbenfäden einer Krokusart. Da die feinen Fäden in Handarbeit gewonnen werden, ist das Gewürz relativ teuer. Eine Prise Safranfäden oder eine Messerspitze Safranpulver reichen bereits aus, um ein Reisgericht, eine Suppe oder Soße intensiv gelb zu färben. Safran verwendet man in orientalischen Gerichten und Spezialitäten aus dem Mittelmeerraum, aber auch hierzulande gibt es die Tra-

Rot

Orange

Gelb

Lemon

Grün

Rosa

Blau

Violett

Weiß

Braun

dition, Safran als Zutat in Gebäck, Süßspeisen oder süßen Soßen zu verwenden.

Das bei uns erhältliche Currypulver ist eine aus Indien stammende Gewürzmischung. Sie setzt sich aus zehn bis dreißig verschiedenen gemahlenen Gewürzen zusammen. Ihr Hauptbestandteil ist Kurkuma. Bei einem hohen Anteil an Chilis, Pfeffer und Kreuzkümmel ist Curry scharf, bei überwiegendem Anteil an Ingwer, Kardamom, Gewürznelken und Zimt eher süß. Die bei uns erhältlichen Pulver sind im Vergleich zum indischen Curry mild. Unter dem Namen »Madras« erhält man ein besonders scharfes Currypulver.

Mit Curry würzt man Soßen und Reisgerichte.

Safranreis

1/8 Teelöffel Safran und 1 Teelöffel Kreuzkümmelsamen in einem Topf mit Ghee (s. S. 52) 2 bis 3 Minuten anrösten, damit sich das Aroma gut entfaltet. 2 Tassen Naturreis, 6 Tassen Wasser und 1/2 Teelöffel Meersalz hinzufügen, das Ganze zum Kochen bringen und bedeckt auf kleiner Flamme 20 Minuten köcheln.

Safranreis ist nicht nur eine herrlich gelbe Speise für das Auge, sondern auch eine fein schmeckende Beilage. Nach Belieben können Sie auch etwas mehr Safran nehmen.

Chinakohl mit Curry gebacken

1 kg Chinakohl putzen und grob zerschneiden, waschen und blanchieren (kurz überbrühen), abtropfen lassen und in eine gefettete ofenfeste Form schichten. 2 Eßlöffel Olivenöl mit 3 Eßlöffeln Mehl,

3/8 l Sahne (sauer oder süß), Salz, Pfeffer und 2 Eßlöffeln Curry im Mixer schlagen und über den Kohl gießen. 2 Eßlöffel Semmelbrösel mit 2 Eßlöffeln gehackten Erdnüssen vermengen und darüberstreuen. Den Kohl 20 bis 25 Minuten im vorgeheizten Ofen bei 180° C backen.

Raffinierte Currysuppe mit Apfel

2 Zwiebeln schälen und in feine Ringe schneiden. 1 Apfel waschen, vierteln, vom Kerngehäuse befreien und mit der Schale raspeln. 1 Eßlöffel Ghee (s. S. 52) in einem Suppentopf zerlassen, die Zwiebelringe und Apfelraspel darin anbraten. 2 Eßlöffel Mehl hinzufügen und kurz mitbraten, 1 Teelöffel Currypulver und   etwas Zucker darüberstreuen und nach und nach 3/4 l Gemüsebrühe hinzugießen. Die Suppe zugedeckt bei milder Hitze 10 Minuten kochen lassen.

1/8 l Sahne steif schlagen und mit einem Löffelvoll jede Suppenportion garnieren. Die Sahne mit einem Hauch Currypulver bestreuen.

Rot

Orange

Gelb

Lemon

Grün

Rosa

Blau

Violett

Weiß

Braun

Lemon

hilft, sich von der Vergangenheit zu lösen

Lemon bringt die Säfte zum Fließen und hilft bei körperlich und psychosomatisch blockierten Funktionen. Mit der Kraft von Lemon kann man sich leichter von Altem lösen.

In der Farbtherapie kommt Lemon eine besondere Bedeutung zu, wenn es darum geht, Stauungen zu lösen. Diese Farbe hat schleimlösende Funktion und reinigt die Bronchien. Sie stimuliert das Immunsystem, da es anregend auf die Thymusdrüse wirkt. Auch der Gedankenfluß sowie die Hirntätigkeit insgesamt werden angeregt, so daß es neben anderen Heilverfahren gegen die Alzheimer-Krankheit eingesetzt wird.

Zu den lemonfarbenen pflanzlichen Lebensmitteln zählen unter anderem alle gelbgrünen Salate, wie Endivien und Chicorée, Melone, Gurken, Zucchini, Avocado, Artischocken, Oliven, Lauch, grüner Spargel und das Innere von Auberginen. (Letztgenannte Frucht ist wegen ihrer Haut ausführlich in dem Kapitel »Violette Nahrungsmittel« besprochen.) Besonders intensiv ist die Farbwirkung von Limonen beziehungsweise Limonenschale. Zu lemonfarbenen Gewürzen zählt der Beifuß, weitere Früchte sind gelbgrüne Äpfel, Kiwi und Trauben. Blüten-Heilkräuter dieser Farbe sind die Sommerlinde, Frauenmantel, Kalmus, die Große Brennessel und Efeu.

Artischocke

Artischocke hilft bei der beleidigten Leberwurst.

Die Artischocke, lat. Cynara scolymus, gehört zur Familie der Korbblütler. Sie wird bis zu zwei Meter hoch und hat Ähnlichkeit mit Disteln. Man ißt von ihr den Boden sowie das Innere der Fruchtblätter, die man von außen nach innen einzeln abzupft und mit etwas Sauce auslutscht.

Aufgrund ihres Cynaringehaltes regt die Artischocke die Gallebildung an, weshalb sie auch als Heilpflanze in Form von Artischockenextrakt eingesetzt wird. Artischockengesamtextrakt ist in Apotheken und Reformhäusern erhältlich.

Inhaltsstoffe: Cynarin, Caffeoylchinasäure, Bitterstoffe und Flavonoide; reich an Kalium, Phosphor, Eisen und Schwefel. Sie enthält Vitamin A, C, B1 und B2.

Indikation: Bei Störungen der Verdauung, der Gallebildung und des Galleflusses, zur Senkung des Cholesterinspiegels, bei Völlegefühl, Blähungen, Magen-Darm-Krämpfen, zur Verbesserung der Fettverdauung, Anregung der Peristaltik, Regeneration der Leber.

Artischocke als Vorspeise

2 große Artischocken in Essigwasser waschen, Stiele entfernen und zusammen mit 1 Teelöffel Meersalz und 1 Lorbeerblatt in 1,5 l kochendem Wasser bei mittlerer Hitze bedeckt ungefähr 45 Minuten garen. Im Dampfkochtopf reichen 10 bis 15 Minuten.
Die Artischocken werden in Zitrone, in eine helle Soße oder Vinaigrette getaucht.

Überbackene Artischockenböden als Gemüsebeilage

500 g Artischockenböden aus dem Glas abtropfen lassen, mit Salz und Pfeffer bestreuen und 1 Eßlöffel Zitronensaft beträufeln. Artischockenböden in eine flache Auflaufform geben, mit 125 g geriebenem Parmesan bestreuen und Butterflöckchen daraufsetzen. Auf der mittleren Schiebeleiste im Backofen bei 220° C 10 bis 15 Minuten goldgelb backen.

Avocado

Avocados sind außen dunkelgrüne oder grünviolette birnenförmige Steinfrüchte mit lemonfarbenem Fruchtfleisch von starkem Eiweiß- und Fettgehalt. Avocados lassen sich vielfältig verarbeiten. Man kann das reife Fruchtfleisch aufs Brot streichen, mit einem Löffel aus der Frucht lösen und zu Füllungen verarbeiten, als Salat mit einer Vinaigrette bereiten, zu Cremes, Pasten und Suppen verarbeiten.

Avocadopaste

Eine Avocado halbieren, entkernen und das Fruchtfleisch mit einem Löffel herausschaben. Mit einer Gabel zerdrücken und mit 1 Eßlöffel Zitronen- oder Limonensaft, je 1/8 Teelöffel Knoblauchpulver und schwarzem Pfeffer sowie 1 Eßlöffel gehackter Korianderblätter vermischen.

Gefüllte Avocado

2 reife Avocados waschen, der Länge nach halbieren und die Kerne herausnehmen. Die Avocadohälften

bis auf einen 1/2 cm breiten Fruchtfleischrand
aushöhlen.

Das Avocadofleisch mit 2 Eßlöffeln Zitronensaft beträufeln und mit der Gabel zerdrücken. 1 Zwiebel
schälen und in kleine Würfel schneiden. 100 g Walnußkerne zerkleinern und mit den Zwiebelwürfeln,
1 Teelöffel Apfelsaft, 1/2 Teelöffel Salz, 1 Messerspitze gemahlenem Piment und dem Avocadofleisch
verrühren. 1 Bund Petersilie waschen, fein hacken
und der gesamten Masse hinzufügen, dann diese in
die Avocadohälften füllen. Vor dem Servieren 15 Minuten ziehen lassen.

Linde

Die Linde, auch Bastbaum, Linn oder Leng genannt, ist
ein stattlicher Baum mit weitausholenden Ästen, un-
symmetrischen herzförmigen Blättern und lemonfarbenen hängenden Blüten mit fünfblättrigem Kelch
und zahlreichen Staubgefäßen. Diesen verdanken wir
im Frühsommer den gelbgekörnten, klebrigen Film auf
Fenstern und Autos.

Vorkommen: Europa; in Laubwäldern, als Straßen-,
Dorf- oder Solitärbaum.

Erntezeit: Die Blüten der Sommerlinde (lat. Tilia platy-
phyllos) werden von Mitte bis Ende Juni und die der
Winterlinde (lat. Tilia cordata) ungefähr zwei Wochen
später geerntet.

Inhaltsstoffe: Flavonoide, Gerb- und Schleimstoffe.

Indikation: Bei Erkältungskrankheiten, Grippe, Husten,
Halsentzündung, Verschleimung der Atemwege, rheu-

matischen Beschwerden, Nierengrieß, Neurasthenie, Schlaganfall, Geschwüren.

Die Linde stärkt die weibliche Energie.

Zubereitung

Tee: 1/2 Teelöffel Lindenblüten auf 1 Tasse geben, heiß überbrühen und 10 Minuten ziehen lassen. Täglich 2 bis 3 Gläser trinken.

Lindenblüten-Vollbad: Zur Entspannung, bei unruhigem Schlaf. Mehrere Handvoll frisch gepflückter Lindenblüten in 3 l Wasser 12 Stunden einweichen lassen. Anschließend den Kaltansatz erwärmen, abseihen und dem Badewasser zugießen. Das Herz des Badenden muß oberhalb der Wasseroberfläche bleiben. Nach 20 Minuten die Wanne verlassen, nicht abtrocknen, sondern in Bademantel gehüllt im Bett eine Stunde nachschwitzen.

Olivenöl

Olea prima omnium arborum est –
der Ölbaum ist der erste unter allen Bäumen.
Columella,
römischer Schriftsteller, 60 n. Chr.

Im Fruchtfleisch der im Mittelmeerraum heimischen Oliven ist bis zu 50prozentiges fettes Öl vorhanden. Das Öl wird aus den getrockneten und entkernten Oliven gewonnen, die unter leichtem Druck (2,025 atm) kalt gepreßt werden. Hieraus entsteht das wertvolle gelbgrüne bis goldgelbe Jungfernöl (Oleum olivarum virgineum). Es enthält bis zu 80 Prozent an ungesättigten Ölsäuren, dazu Enzyme, Kalium, Kalzium, Magnesium, Natrium und die Vitamine A, B1 und B2.

Die warmgepreßten Olivenöle sind nicht so wertvoll, auch sollten Sie darauf achten, daß keine chemischen Stoffe zugesetzt sind. Sollten, wenn Sie das Öl kräftig schütteln, an der Oberfläche Blasen auftauchen, ist letzteres wahrscheinlich der Fall.

Das kaltgepreßte Jungfernöl ist ein vielseitig wirkendes Heilmittel. Es löst Krämpfe, hemmt Entzündungen, reguliert die Verdauung (bei Verstopfung morgens und abends einen Teelöffel einnehmen), vermehrt die Gallenabsonderung. Olivenöl wird auch bei Magen- und Darmentzündungen sowie bei entzündeten Atemwegen eingesetzt.

Die tägliche Salatzubereitung mit Olivenöl versorgt den Körper zu einem großen Teil mit gesundheitserhaltenden Vitalstoffen und reguliert Herz- und Kreislauffunktion.

Äußerlich aufgetragen hilft das erwärmte Olivenöl bei Lungen- und Brustleiden, Rheuma sowie bei offenen Wunden, Verbrennungen und Insektenstichen. Diese Wirkung läßt sich noch intensivieren, wenn man dem Olivenöl getrocknete Kräuter wie Arnika, Ringelblumen, Schafgarbe und Beinwellwurzeln zusetzt, unter Wärmeeinfluß zwei bis drei Wochen stehen läßt und anschließend abfiltert.

Zitronen und Limonen

Zitronen verfügen – wie auch Orangen – über eine besondere Wirkungskraft, da sie Übersäuerung im Körper ausgleichen. Bei Harnsäureerkrankungen wie Gicht und Rheuma sind Zitronen- und Orangensäfte äußerst wohltuend, da ihre natürliche organische Säure das Blut von der Harnsäure befreit.

Zitronen reinigen den Körper, wirken entzündungshemmend, arbeiten Übersäuerungen entgegen, entgiften den Körper und wirken anregend. Zudem liefern sie dem Körper viele wichtige Vitamine und Mineralstoffe und enthalten in großer Menge Kalium und Eisen.

Obwohl Zitrusfrüchte stark säurehaltig sind, verwandeln sie sich im Laufe des Verdauungsprozesses und werden alkalisch. Die Gefahr der Übersäuerung besteht niemals, auch wenn man noch so viel von diesen Früchten ißt.

Zitronen enthalten eine starke, fruchtige Säure, die in anderen Speisen deren geschmackliche Eigenarten unterstreicht und für Frische und Erhaltung der ursprünglichen Farbe sorgt. Dies gilt sowohl für Salatsaucen als auch für Obstsalate. Beispielsweise behält ein Apfel-Möhren-Rohkostsalat mit Zitronensaft länger sein appetitliches Aussehen.

Limonen, auch Limetten genannt, sind eine grüne, dünnschalige Zitronenart, die ergiebiger ist als die Zitrone und mehr Saft enthält. Zudem ist sie geschmacklich milder.

Limonensorbet

125 g Rohrzucker so lange in 2 Tassen Wasser kochen, bis er völlig gelöst und das Wasser klar ist. Das Zuckerwasser abkühlen lassen und 150 ml frisch gepreßten Zitronensaft zufügen. Die Flüssigkeit in eine Eisschale füllen und einige Stunden im Tiefkühlfach fast gefrieren lassen. Sorbets sollen nur angefroren sein. Vor dem Servieren durchrühren. In Gläser füllen und jeweils mit 1/2 Glas Apfelschorle auffüllen.

Gurke

Die Gurke, lat. Cucumis sativus, wurde erstmals während der Han-Dynastie (206 – 221 n. Chr.) in China erwähnt. Sie ist ein Abkömmling der Kürbisgewächse. Ihre Wirkung ist leicht erfrischend, kühlend, harntreibend. Neuere Forschungen haben ergeben, daß Gurkensaft ganz besonders günstig für die Leberentgiftung ist.

Vorkommen: Asien, Afrika, USA, Europa.
Erntezeit: Sommer.
Inhaltsstoffe: Mineralien, Wasser, Phytosterin.
Indikation: Gedünstet bei Magenverstimmung, als Saft bei Leberschwäche zur Entgiftung, roh als Salat zur Entschlackung und Entwässerung, sehr günstig bei zuviel Harnsäure und Uratsteinen. Äußerlich für die Hautpflege, wirkt hier adstringierend und erfrischend.

Gurkengemüse

1 – 2 Gartengurken schälen, halbieren und in Würfel schneiden. In etwas Gemüsebrühe mit etwas

Ghee (s. S. 52) gar kochen. Mit Kräutersalz und Pfeffer abschmecken, etwas Sahne dazugeben. Mit gehacktem Dill überstreuen. Bei Leber-Galle-Schwäche zusätzlich mit Kurkuma (Gelbwurz) würzen.

Indisches Gurken-Boortha

2 Gurken schälen, klein schneiden und mit 1 gehackten Zwiebel und etwas Ghee (s. S. 52) weichkochen, anschließend zerquetschen und mit 1 Teelöffel klein gehacktem grünen Pfeffer, 1 Eßlöffel Zitronensaft, 1/2 Teelöffel Ingwer und 1/2 Teelöffel Kurkuma vermischen. Warm oder kalt als Beilage.

Flotte Gurke

1 Salatgurke schälen, zerkleinern und mit 1 Tasse Sauerampferblätter, 1/2 Tasse Dill und 500 g Joghurt verrühren. Mit Kräutersalz und Pfeffer abschmecken.

Gefüllte Zucchini

2 mittelgroße Zucchini halbieren, aushöhlen und mit folgender Köstlichkeit füllen: 1 Tasse Reis mit kleingehackter Zwiebel, etwas gekörnter Brühe, 1 Teelöffel Ghee (s. S. 52) und 2 Tassen Wasser halb garen lassen. Gehackte Kräuter (Bohnenkraut, Salbei, Basilikum, Liebstöckl, Petersilie) zur Geschmacksverfeinerung dazugeben und alles in die ausgehöhlten Zucchini füllen. Mit geriebenem Parmesan bestreuen, 1 Becher Sahne darübergießen und mit Kurkuma oder Paprika bestreuen. In einer Auflaufform bei mittlerer Hitze ca. 20 Minuten backen.

Grün

hat die stärkste Heilkraft, sorgt für Entgiftung, neutralisiert und macht glücklich

In der Morgenfrühe, wenn die Sonne bei ihrem Aufgang sich machtvoll erhebt, um ihren Lauf anzutreten, steht auch das Grün in seiner größten Kraft, weil die Luft bis dahin noch feucht ist, die Sonne aber schon wärmt.

Dann trinken die Gräser dieses Grün so gierig in sich hinein, wie das Lamm seine Milch saugt. Die Hitze des ganzen Tages wird kaum ausreichen, die Grünkraft dieses Tages durchzukochen und fruchtbar zu machen.

Hildegard von Bingen

Die berühmte Ärztin des Mittelalters, Hildegard von Bingen, kannte die Heilkraft von Grün, die Viriditas, und beschrieb sie in vielen Einzelheiten. Tatsächlich ist Grün eine in Natur und Heilkunde sehr wichtige Farbe.

Ohne Pflanzengrün könnten wir nicht leben, der zum Atmen nötige Sauerstoff würde uns ausgehen. Pflanzen atmen das Kohlendioxyd ein und spalten es auf in Kohlenstoff und lebensspendenden Sauerstoff, den sie an die Atmosphäre abgeben. Das Wasser aus den Wurzeln der Pflanzen wird in Wasserstoff und Sauerstoff getrennt. Bei der Photosynthese entsteht das Chlorophyll, der grüne Farbstoff von Pflanzen. Chlorophyll nimmt Sonnenlicht als Energie auf, verbindet Wasser und Kohlendioxyd-Moleküle und verwandelt sie in

Traubenzucker. Dieser bildet die Nahrungsgrundlage der Pflanzen. Mit Hilfe der Sonnenlichtenergie kann die Pflanze aus Anorganischem, also Wasser, Luft, Mineralien und Spurenelementen, Organisches aufbauen, z.B. Zucker, Fett, Eiweiß und Vitamine. Die Pflanze ermöglicht somit das Leben von Mensch und Tier.

Grün – Farbe der Heilung und des Lebens

Grün ist unser Lebensspender, die gespeicherte Lebens- und Lichtenergie. Es ist die Heilfarbe schlechthin für die Menschen und unseren Planeten und bedeutet Wachstum. Grün ist ein Wassergarant, denn nur wo Pflanzen wachsen, kann Grundwasser sich halten. Grün desinfiziert und dient der Reinhaltung der Luft, ohne die wir nicht leben können. Bestimmte Grünpflanzen filtern Gifte wie Formaldehyd und Benzol aus der Luft (vgl. Literatur S. 156, ›Wegweiser natürliche Umweltmedizin‹). Grün ist die Farbe für die Harmonisierung von Körper, Geist und Seele und gilt als Schutz gegen fremde Gedankeneinflüsse und astrale Angriffe.

In der Farbtherapie wird Grün eingesetzt, um entzündliche, schmerzhafte Krankheitsprozesse zu lindern oder zu heilen, um Stimmungsschwankungen auszugleichen, Keime und Bazillen zu zerstören, den Sehpurpur bei Überanstrengung der Augen zu stärken und die Drüsenaktivitäten zu harmonisieren. Verleiben wir uns also möglichst viel Grün ein, denn die Natur bringt pflanzliche Lebensmittel und Kräuter dieser Farbe in Hülle und Fülle hervor: Salate aller Art; Petersilie, Dill, Kerbel, Zitronenmelisse, Rosmarin, Basilikum, Salbei und unzählige andere Kräuter; Gemüse wie z.B. grüne Bohnen, Spinat, Brokkoli, Wirsingkohl; Blüten und Heilkräuter wie Huflattich, Weinraute, Minze; Obst in Form von grünen Äpfeln und Birnen oder Rhabarber, um nur einige zu nennen.

Nicht vergessen wollen wir die grünen Raumpflanzen, die wir zwar nicht essen, deren reinigende »Grünkraft« aber die Luft in unserer Wohnung erheblich verbessert und zu unserer Gesundheit beiträgt.

Aloe

Aloe vera, lat. Aloe barbadensis, hat in verschiedenen Ländern der Welt jeweils einen eigenen Namen, was auf ihre besondere heilkräftige Bedeutung verweist. Bereits seit 3500 Jahren ist Aloe in Ägypten, ihrer Heimat, bekannt. Kleopatra soll ihre Haut mit Aloe gepflegt haben, und die Bibel gibt einen Hinweis darauf, daß Jesus' Leichnam damit gesalbt wurde. Die blattlose, etwa einen Meter hoch wachsende Stengelpflanze gehört zur Familie der Lilien. Im Frühjahr blüht sie rot-gelb. Die Besonderheit dieser Pflanze liegt darin, daß sie im Fall von Trockenheit ihren Wasserverbrauch reduzieren und auf diese Weise lange überleben kann.
Standort: In den Tropen gedeiht Aloe vera prächtig im Schatten; hierzulande wird die kälteempfindliche Pflanze eingetopft, damit sie im Winter hereingeholt werden kann.
Ernte: Heilsam ist der Saft von Aloe, der durch das Aufschneiden von Blättern und Stengeln geerntet wird.
Inhaltsstoffe: Unter anderen Polysaccharide.
Indikation: Prophylaxe und Behandlung bei Sonnenbrand, Wundheilung, Haarpflege, Hautkrankheiten

Rot

Orange

Gelb

Lemon

Grün

Rosa

Blau

Violett

Weiß

Braun

wie Schuppenflechte, Hautkrebs, Akne, zur Narbenbehandlung, gegen Insektenstiche und Nesselausschläge, braune Hautflecke, Schwangerschaftsstreifen, Hämorrhoiden, Darmentzündung.

Zubereitung

Öl: Da Aloesaft pur stark zusammenziehend wirkt, mischt man ihn zu gleichen Teilen mit Olivenöl. Das Aloeöl trägt man auf Schnittwunden auf oder tränkt einen Verband, mit dem man die Wunde schließt.

Aloe-Seife: Bei Akne eine wirkungsvolle Behandlung, die durch das Auftragen von reinem Aloesaft auf die Haut nach der zweimaligen gründlichen Reinigung mit Seife ergänzt wird. Bei konsequenter Aloe-Behandlung lassen sich Narben vermeiden. Bestehende Folgenarben von Akne können entfernt werden, wenn man mindestens ein halbes Jahr lang zweimal täglich Aloe auf die Haut aufträgt.

Aloegel: Hilft bei langfristiger Anwendung gegen die sogenannten »Altersflecken« der Haut.

Aloesalbe: Wirkungsvoll gegen Hämorrhoiden.

Innerlich: Ein bis zwei Teelöffel, täglich eingenommen, unterstützen die äußerliche Behandlung von Hautkrankheiten.

Täglich ein Teelöffel Aloesaft, vor dem Frühstück eingenommen, stärkt die körpereigene Abwehr und die Zellregeneration und schützt den Körper vor giftigen Umwelteinflüssen.

Baldrian

Baldrian, Dost und Dill, kann die Hex' nicht, wie sie will!

Mittelalterlicher Spruch

Baldrian, lat. Valeriana officinalis, auch Augenwurzel, St. Georgswurzel, Hexenkraut, Dreifuß, Mondwurz, Wandwurz, Tollerjahn, Katzenwedel oder Marienwurzel genannt, galt im Mittelalter als Abwehrmittel gegen den bösen Zauber. Der Baldrian ist eine bis zu einem Meter hoch wachsende Staudenpflanze mit aufrechten Stengeln und rosaweißen Blüten, die an Doldenrispen hängen.

Beinahe wäre der Baldrian in Vergessenheit geraten, bis man in ihm eine Wirkstoffgruppe entdeckte, Valepotriate, die Baldrian auch auf wissenschaftlicher Ebene zu einem anerkannten erstklassigen Beruhigungs- und Schlafmittel qualifizierte. Baldrian ist ideal am Abend vor Prüfungen, denn er entspannt die Nerven, und dennoch ist die Gedankenkraft am nächsten Morgen ungetrübt.

Bevor man bei nervösen und Einschlafschwierigkeiten zur chemischen Keule greift, sollte man sich mit etwas Geduld dem Baldrian anvertrauen. Er wirkt zwar nicht so schnell, aber dafür ohne die gefährlichen Nebenwirkungen und auf ganz natürliche Weise.

Vorkommen: Auf feuchten Wiesen, in Wäldern, an Gräben und Bächen.

Erntezeit: Die Wurzeln von August bis Oktober; erst beim Trocknen entwickeln sie ihren aromatischen Geruch.

Inhaltsstoffe: Ätherisches Öl, Alkaloide, Valepotriate, Valerensäure.

Indikation: Schlaflosigkeit bei nervöser Erschöpfung und Unruhezuständen, zur Krampflösung bei nervösen Schmerzen, Hysterie, Hypochondrie, Migräne, Kehlkopfkrampf, Asthma, Schwindel, Herzrasen, Streß, Erregung.

Zubereitung

Tee: Gesäuberte Wurzel zerkleinern und davon 2 bis 3 Teelöffel mit 1/4 l kaltem Wasser aufsetzen, zum Sieden bringen und mehrere Stunden ziehen lassen, abseihen, lauwarm 2 bis 3 Tassen täglich trinken. Bei Einschlafschwierigkeiten abends 2 Tassen.

Bad: Kaltansatz mit 100 g zerkleinerten Wurzeln auf 1 l Wasser zubereiten und Auszug ins Badewasser geben.

Tinktur: In Apotheken erhältlich: innerliche Anwendung mit 1 Teelöffel täglich, äußerlich als Badezusatz.

Blattgrün

Blattgrün ist einer der gesündesten Träger grüner Farbinformationen. Damit führen wir unserem Körper Bitterstoffe, Vitamine und Mineralien zu und unterstützen so das Immunsystem, die Leber, Augen, Haut und Schleimhäute. Besonders günstig wirkt sich der regelmäßige Verzehr von grünen Salaten auf die Verdauung aus. Besonders im Frühjahr regt Blattgrün Stoffwechsel und Kreislauf an.

Zu den bei uns angebotenen Blattgrünarten gehören

Kopf-, Schnitt-, Pflück-, Eis-, Feld-, Endivien- und römischer Salat, Spinat, Mangold, Löwenzahn (siehe ausführliche Darstellung in dem Kapitel »Gelbe Nahrungsmittel«), Rauke (Rucola), Postelein, Grünkohl.

Hier einige besonders gesunde und reichhaltige Salatvorschläge:

Spinatsalat

Spinat ist kalorienarm und enthält 10 wichtige Vitamine, 13 Spurenelemente und Mineralstoffe wie Kalzium, Magnesium, Phosphor und Eisen, wenn auch (aufgrund eines Kommafehlers) sein Eisengehalt lange Zeit überschätzt wurde.

Spinat hat eine kühlende, beruhigende, die inneren Körperprozesse befeuchtende Wirkung und lindert Nervosität, Schwindel und Kopfschmerzen. Wegen seines hohen Bitterstoffgehaltes empfiehlt sich eine Kombination von Spinat und einer süßlichen Frucht sowie ein Dressing mit Sahne oder Crème fraîche.

Stellen Sie Ihren Spinatsalat beispielsweise aus rohem Blattspinat, einer Honigmelone und Walnüssen zusammen und richten Sie ihn mit einer durch Crème fraîche abgemilderten Vinaigrette-Soße an.

Feldsalat

Feldsalat ist auch unter den Namen Rapunzel, Nißl oder Nüßli bekannt und ein äußerst aromatischer Wintersalat mit hohem Vitamin-A- und -C-Gehalt. Der Feldsalat besitzt kreativitätssteigernde Kräfte und unterstützt uns, wenn wir besondere Aufgaben zu bewältigen haben und zielgerichtet dabei vorgehen wollen. Sie können Rapunzel mit einer Vinaigrette zubereiten, mit Champignonscheiben, gebratenen Austernpilzen und Nüssen kombinieren. Auch eine mit Knoblauch und Tomatenmark angerührte Salatsoße kann dem Feldsalat eine besondere Note verleihen.

Postelein

Dieses wenig bekannte Blattgemüse, das meist nur beim Bio-Gärtner erhältlich ist, schmeckt erfrischend, ein wenig säuerlich-salzig und erinnert an Nüsse. Man kann Postelein roh und gekocht essen. Aus den frischen rohen Blättern bereitet man einen saftigen Salat, den man mit Essig oder Zitrone, Salz und Öl anrichtet. Die rohen Blätter verwendet man auch als Brotbelag und in Suppen, Kräutersoßen und Quark. Als Gemüsegericht wird Postelein wie Spinat zubereitet.

Brokkoli

Brokkoli ist ein relativ modernes Gemüse, das aus Italien stammt und aus einer Kreuzung zwischen Spargel und Blumenkohl hervorgegangen ist.

Brokkoli unterstützt die kreativen und gestalterischen Fähigkeiten und schenkt den Menschen Zufriedenheit und Ausgeglichenheit.

Neben seinem delikaten Geschmack und reizvollen Aussehen ist Brokkoli vor allem als Anti-Krebs-Gemüse von Bedeutung. Zu seinen Stoffgruppen gehören Carotinoide, Glucosinolate, Phenolsäuren, Flavonoide und Sulfide, allesamt Stoffe, die gegen Bakterien, Pilze und Parasiten wirken, entzündungshemmend und immunitätssteigernd sind und insbesondere der Entstehung von Krebs vorbeugen. Krebserregende Stoffe, die in die Körperzellen eingedrungen sind, können dort das Erbgut schädigen und bösartige Wucherungen verursachen. Bestimmte Substanzen aus dem Brokkoli dringen ebenfalls in die Zellkerne vor und aktivieren dort Eiweißstoffe, die den Krebsauslöser einkapseln und in die Blutbahn transportieren. Anschließend wird er ausgeschieden. Brokkoli dient außerdem zur Entgiftung, Steigerung der körpereigenen Abwehrkräfte und hilft bei Entzündungen.

Kurz gedämpft entfaltet Brokkoli seine heilsamen Wirkstoffe. Er läßt sich auch als Suppe verarbeiten.

Brokkoli-Creme-Suppe

450 g Brokkoli in Röschen zerteilen und beiseite stellen. Stiele in feine Scheiben schneiden. 2 mittelgroße Kartoffeln, 2 Karotten und 1 Zwiebel schälen. Kartoffeln und Zwiebel halbieren. Alles in feine Scheiben schneiden. In 1 Eßlöffel Butter die Zwiebel andünsten. 1 Teelöffel Curry darüber stäuben, kurz mitdünsten. Mit 3/4 l Gemüsebrühe ablöschen. Kartoffeln und Karotten hinzufügen. Zugedeckt 30 Minuten köcheln. Brokkolistiele nach 10 Minuten hinzufügen. Zwei Schaumlöffel voll Gemüse herausheben und beiseite stellen. Den Rest pürieren. Zusammen mit dem unpürierten Gemüse und den Brokkoliröschen wieder erhitzen und etwa 5 Minuten gar ziehen lassen. 1/2 Tasse Milch und 2 Eßlöffel Crème fraîche einrühren, 150 g geriebenen Käse unterziehen, salzen und pfeffern.

Brokkoli mit Mandelsplittern

600 g Brokkoli putzen, in Röschen zerteilen und unter fließendem Wasser säubern. 1 Zwiebel schälen und fein würfeln. 1 Knoblauchzehe schälen und zerreiben. 30 g Butter erwärmen und die Zwiebelwürfel und Knoblauchzehe darin anbraten. Brokkoliröschen hinzugeben. 200 ml Gemüsebrühe angießen und das Gemüse darin 5 bis 10 Minuten dünsten, herausnehmen und warmhalten.

50 g Mandelsplitter in einer Pfanne ohne Fett goldbraun rösten. Die Brühe einkochen lassen, mit dem Saft einer Zitrone, Meersalz und Pfeffer abschmecken, über das Brokkoligemüse gießen und mit den Mandelsplittern bestreut servieren.

Brunnenkresse

Ein durch seinen bitter-aromatischen Geschmack kaum verwechselbares Kraut ist die Brunnenkresse, lat. Nasturtium officinale, auch unter den Namen Bachbitterkraut, Bitterkresse, Kersche, Wasserkresse, Wassersenf oder Bittersalat bekannt. Brunnenkresse ist eine schon von den Römern kultivierte Heilpflanze, deren therapeutische Haupteigenschaft ihre blutreinigende Wirkung ist. Ihre Blätter sind klein und rundlich, die weißen Kreuzblüten hängen in lockeren Trauben. Die bis zu einem Meter langen Stengel sind hohl und schwimmen im Wasser.

Vorkommen: An fließenden Gewässern, Gräben, Bächen, Quellen.

Erntezeit: Mai bis September, vorzugsweise im Frühjahr.

Inhaltsstoffe: Gerb- und Bitterstoffe, Senfölglykoside, Rhodanwasserstoff, Zucker, Eisen, Kalium, Spuren von Arsen und Jod, ätherisches und fettes Öl, Vitamin A, C, D und E.

Indikation: Gegen Blutarmut, Hautleiden, Würmer, Gicht, Rheuma, Verdauungs- und Leberbeschwerden, Erkrankung der Atem- und Harnwege, Skorbut, Zahnfäule und Hautleiden; im Volksmund heißt es, Schwangere und Kleinkinder sollten Brunnenkresse meiden.

Zubereitung

Salat: Zu Kartoffel- und Frischsalaten hinzufügen; auch als Hauptbestandteil schmackhaft.

Würzige Beigabe in Quark, Brotaufstrichen oder Gemüsebrühe.

Saft: Vom frisch gepreßten Saft aus Brunnenkresse kann man täglich ein halbes Glas 1:5 mit Mineralwasser oder Buttermilch verdünnt trinken. Nicht bei Magen- oder Darmgeschwüren einnehmen.

Gartenkräuter

Basilikum (einjährig)
Zu Rohkost, Tomatenge-   Wirkt krampflösend.
richten, Salaten, Soßen.

Beifuß

Die noch geschlossenen Knospen zu Suppen und Gemüsegerichten, Knödeln, Soßen geben.

Das mitgekochte Kraut reguliert die Magensäure.

Bohnenkraut

Zu Bohnen, Suppen, Erbsen, Linsen, Kohlgerichten.

Starke ätherische Wirkung.

Dill (einjährig)

Zu Gurken, Salaten, Quark, Kartoffeln; in Kräuterbutter.

Verdauungsfördernd.

Estragon

Zum Einlegen von Gurken; zu Salaten, Fisch, hellen Soßen.

Nicht mitkochen. Jodhaltig.

Liebstöckl (Maggikraut)

Zu Suppen, Soßen, Kartoffeln, Salaten.

Gegen Blähungen und Völlegefühl.

Petersilie

Zu Möhren, Erbsen, Pilzen, Kartoffeln, Eiern, Fisch, hellen Soßen.

Fein gehackt über das fertige Gericht streuen, nicht mitkochen. Petersilie ist stark Vitamin-C-haltig und fördert den Sauerstofftransport.

Rosmarin
Zu Fisch, Tomatengerichten, Salaten.

Regt Magen und Darmdrüsen an. Als Tee hilft Rosmarin bei zu niedrigem Blutdruck und zur Kreislaufanregung.

Salbei
Zu Soßen, Suppen, Eintopfgerichten, Salaten.

Läßt sich gut mitkochen und -braten. Als Tee 2 bis 3 Minuten kochen lassen, gegen Hals- und Mundentzündungen trinken und gurgeln. Bei Nachtschweiß, Verdauungsstörungen, Blähungen, Durchfall; für Waschungen bei Hautausschlägen.

Schnittlauch
Paßt zu fast allen Speisen, Suppen, Salaten, Quark, Kartoffeln, Eierspeisen und als Brotbelag.

Starke Grünkraft zur Unterstützung der Sauerstoffaufnahme.

Thymian
Zu Hülsenfrüchten, Kartoffeln, Soßen, Pizza, Pasteten, Tomatengerichten, Eierspeisen.

Als Tee hat Thymian krampflösende Wirkung bei Husten, Asthma, Bronchitis, Magen- und Darmbeschwerden.

Rot
Orange
Gelb
Lemon
Grün
Rosa
Blau
Violett
Weiß
Braun

Zitronenmelisse

Zu Suppen, Soßen, Salaten, Fisch, Eierspeisen, jungem Gemüse.

Nicht mitkochen. Als Tee bei Erschöpfung, Schlaflosigkeit und zur Verdauungsförderung, Nervenstärkung, Krampflösung (s. auch S. 85 f.).

Ginkgobaum

Der japanische Ginkgobaum, lat. Ginkgo biloba, auch Tempelbaum genannt, enthält in seinen Blättern Wirkstoffe, die stark schmerzstillend sind und die Durchblutung enorm verbessern.

Vorkommen: Ursprünglich in China und Japan beheimatet, wurde er Anfang des 18. Jahrhunderts nach Europa gebracht.

Erntezeit: Im Sommer die Blätter.

Inhaltsstoffe: Flavonoide, Ginkgolide, Procyanide, Sitosterin, Lactone u.a.

Indikation: Bei Durchblutungsstörungen, zur Anregung der Blutzirkulation und Versorgung von Gewebe mit Sauerstoff und wichtigen Nährstoffen, bei Gedächtnisstörungen, Problemen der Konzentrations- und Reaktionsfähigkeit, Venenerkrankungen; als Nachbehandlung von Thrombosen, zur Verbesserung der Fließfähigkeit des Blutes.

Zubereitung

Tee: 1 Teelöffel frischer Blätter auf 1 Tasse geben, 5 Minuten ziehen lassen, abseihen. Täglich 2 bis 3 Tassen.

Tinktur: Eine Flasche mit frischen, zerkleinerten Blättern füllen und mit 70prozentigem Weingeist übergießen, mindestens 2 Wochen lang im verschlossenen Glas, nicht in direktem Sonnenlicht, stehen lassen, gelegentlich schütteln, abpressen, filtrieren und die so gewonnene Tinktur in Flaschen abfüllen. Im Verhältnis 1:10 verdünnen und damit die Haut einreiben oder in Umschlägen anwenden.

Melisse

Wer Melisse isset, der wird gern lachen.
Hildegard von Bingen

Die Mutter und das Herz / den Magen und das Haupt / Melisse stärkt / darauss fünf stück seind erlaubt / Die schweren Träume bye Nacht / und die Melancholey – Melisse stillt / man sagt / dass sie sehr nützlich sey. / Vor Schwindel / Schlag und Frayß / dem Magen sey sie gut / Ohnmachten sie / zugleich der Mutter steuern tut / Befördert ihre Zeit / faulen Atem in dem Mund / – verbessert sie / und macht die böße Biß gesund.
Loblied auf die Melisse
aus dem 17. Jahrhundert

Die Melisse, lat. Melissa officinalis, auch Herztrost, Frauenkraut und wegen des beim Zerreiben der Blätter entstehenden Geruchs auch Zitronenmelisse genannt, ist ein belebendes, frisches Kraut, dessen Heilwirkungen schon vor Jahrhunderten beschrieben wurden. Ihren Namen, griechisch melissa, teilt sie mit der Biene, möglicherweise weil die Bienenkönigin auch nach Melisse duftet. So benutzen Imker häufig zerriebene frische Melissenblätter als Lockmittel, wenn sie einen Bienenschwarm einfangen wollen.

Vorkommen: Ursprünglich aus dem Mittelmeerraum kommend, wird Melisse bei uns kultiviert. Gedeiht an Hauswänden in der Sonne, auf kalkhaltigem Boden.

Erntezeit: Blätter kurz vor der Blüte, die von Juni bis August dauert. Melisse darf keinesfalls in Metallbehältern aufbewahrt werden oder mit metallenen Teelöffeln in Berührung kommen. Melisse ist eine hochsensible Pflanze, die stark auf Fremdreize reagiert.

Inhaltsstoffe: Gerb- und Bitterstoffe, Harz, ätherische Öle.

Indikation: Bei Schwächezuständen, Schlafstörungen, Migräne, nervösen Herz- und Magenleiden, Schwindel- und Ohnmachtsanfällen, insbesondere bei Schwangeren, Hysterie, Koliken, nervösem Durchfall, Kopf-, Zahn-, Ohrenschmerzen, Frauenleiden, Menstruationsschmerzen, nach Geburten, bei Asthma, Bronchialkatarrh, Depressionen, Übermüdung, Appetitlosigkeit, Rheuma, Blutergüssen, Nervenentzündung, Insektenstichen, Milchknoten in der Brust von stillenden Frauen.

Zubereitung

Tee: Auf 1 Tasse 1 Teelöffel (nicht Metall!) der frisch zerriebenen Blätter geben und mit heißem Wasser überbrühen, 5 Minuten ziehen lassen, täglich 2 bis 3 Tassen.

Tinktur »Melissengeist«: Die frischen, zerriebenen Melissenblätter in einen Glasbehälter geben und mit Weingeist übergießen, bis sie bedeckt sind. Zwei Wochen in verschlossenem Gefäß unter gelegentlichem Schütteln ziehen lassen, dann auspressen, filtrieren und den so gewonnenen Melissengeist in eine Flasche abfüllen.

Zum Einreiben und für Umschläge bei Rheuma, bei Geschwüren, Blutergüssen, Insektenstichen u.ä., gegen nervöse Zahn- und Ohrenschmerzen.

Würzkraut: Als Salatbeilage zu verschiedenen Rohkostsalaten, z. B. zu Karotten, oder als Gewürz in Dips, Kräuterbutter u.ä.

Spitzwegerich

Der Spitzwegerich, lat. Plantago lanceolata, ist auch unter den Namen Schmalblättriger Wegerich, Aderkraut, Roßrippe, Schafzunge, Katzensteg und Rippenkraut bekannt. Die langen dunkelgrünen Blätter sind in Längsrichtung von Blattrippen durchzogen, nur sie sind in der Naturheilkunde von Bedeutung, nicht aber die auf Stengeln sitzenden braunen, walzenförmigen Ähren, die im Spätfrühling einen zarten hellen Blütenkranz ausbilden. Der Spitzwegerich läßt sich auf vielerlei Arten heilsam einsetzen.

Vorkommen: Wiesen, Wegränder, Acker- und Gartenkraut.

Erntezeit: Blätter erntet man möglichst vor der Blütezeit, also Mitte Mai bis Mitte Juni; bis September möglich. Schnelle Trocknung ist wichtig, da die Blätter sonst schimmeln und ihre Wirksamkeit verlieren.

Inhaltsstoffe: Gerbstoffe, Zucker, ätherisches Öl, Kieselsäure, Kalium, Kalzium, Eisen, Zink, Phosphor, Vitamine A, C und K.

Indikation: Erkrankungen der Luftwege, Husten, Bronchitis, Erkältungen, Verdauungsstörungen, Blasen- und Steinleiden, Leberbeschwerden; zur Blutreinigung, Wundheilung, gegen Insektenstiche, Juckreiz und Schwellungen.

Zubereitung
Salat: Die rohen Blätter als Zugabe zu Mischsalaten, Spinat, Quark und Gemüsebrühe.

Äußerliche Anwendung: Bei Insektenstichen, Flechten, Geschwüren, Juckreiz und Schwellungen zerdrückt man die frischen Blätter und legt sie auf die betroffenen Stellen.

Tee: 2 Teelöffel getrocknete Blätter mit 1/4 l kochendem Wasser übergießen, 15 Minuten ziehen lassen, abseihen, täglich 4 Tassen; hilft gegen Erkältungen und Bronchitis.

Saft: Die frischen Blätter zerstampfen, Wasser zufügen, kurz aufkochen und einen Löffel Honig zugeben. Immer wieder kleine Schlucke davon trinken, hilft gegen Husten und Fieber.

Rosa

sorgt für mehr Herzensliebe

Rosa ist die Farbe der Zartheit, Nächstenliebe, Sanftheit. Sie hat eine nachweislich beruhigende Wirkung, wie Untersuchungen zeigen, bei denen Blinde in einem rosafarbenen Raum allmählich unter der Wirkung der Farbstrahlung ruhiger wurden. Daher wird Rosa in den USA gern als Anstrich in Geschäftsbereichen benutzt, in denen viel Lärm und Hektik herrschen und man Aggressionen entgegenwirken will.

Rosafarbene Lebensmittel sind im Bereich der Gewürze das Rosenöl (siehe auch unter »Rosen«, Seite 32 f.) und der Feld-Thymian sowie Fruchtzubereitungen wie Erdbeereis oder Himbeerpudding und Rhabarber. Bei den Blüten und Heilkräutern gehören Rosenblätter und Heckenrose, Weg-Malve, Weidenröschen, Baldrianblüten, Gemeiner Dost oder Sonnenhut dazu.

Beerenkompositionen

Erdbeeren, rote Johannisbeeren, Kirschen und Himbeeren sind köstliche Früchte, die hierzulande fast jeder als vitaminreiches, fruchtiges Obst zu schätzen weiß. Erdbeeren und Himbeeren sind der Inbegriff für Sommer und frohe Tage. Sie schmecken sowohl frisch gepflückt und unzubereitet als auch in den phantasievollsten Zubereitungsformen.

Wenn wir Erdbeeren und Himbeeren pürieren, mit Sahne, Quark, Milch und Joghurt verarbeiten, erhalten wir rosafarbene Speisen, die ein Genuß für Gaumen und Augen sind.

Bei Erdbeeren gilt, daß die kleinen Sorten intensiver schmecken als die großen; das stärkste Aroma haben die Walderdbeeren. Sie werden von Mitte Mai bis Juli geerntet. Erdbeeren sollen trocken sein und frisch verzehrt werden. Sie sollten höchstens einen Tag an einem kühlen Ort gelagert werden, da sie sonst ihr Aroma verlieren. Waschen Sie die Erdbeeren vorsichtig in kaltem Wasser, bevor Sie die Blütenansätze abzupfen.

Himbeeren werden im Juli geerntet. Sie sind sehr druckempfindlich und dürfen nicht gequetscht werden. Achten Sie beim Pflücken oder beim Kauf von Himbeeren auf Madenbefall. Auch Himbeeren sollten möglichst bald nach der Ernte verzehrt werden. Sie fangen manchmal schon nach wenigen Stunden an zu schimmeln. Will man Himbeeren zuckern, sollte man sie nicht länger als 30 Minuten zugedeckt stehen lassen, da sie schnell zusammenfallen und matschig werden. Himbeeren sind immer die letzte Zutat, die Obstsalaten zugefügt wird.

Erdbeerschnee

250 g Erdbeeren waschen und klein schneiden, mit 50 g Zucker und einem Päckchen Vanillinzucker süßen und eine Stunde kühl stellen. Einige Erdbeeren zum Garnieren zurückbehalten, die restlichen Erdbeeren pürieren. 1/4 l Sahne steif schlagen, dem Erdbeermus hinzufügen und mit einem Mixer zu einer dickschaumigen Creme schlagen. Mit etwas ab-

geriebener Zitronenschale oder Zitronenmelisse aromatisieren.

Den Erdbeerschnee in Schalen füllen und mit den verbliebenen Erdbeeren verzieren.

Himbeertraum

2 Eßlöffel Mandelblättchen in etwas Butter goldgelb rösten und abkühlen lassen. 200 g Semmelbrösel in etwas Butter hell rösten, 2 Eßlöffel braunen Zucker und 1/2 Teelöffel Zimt daruntermischen, abkühlen lassen. In eine Auflaufform eine Schicht Brösel geben, 225 g Himbeermarmelade darauf verteilen, 400 g gefrorene Himbeeren darübergeben. 1/4 l Schlagsahne auf den Himbeeren verstreichen, restliche Brösel darüberschichten. Nochmals mit 225 g Himbeermarmelade bestreichen, weitere 400 g Himbeeren darüber verteilen und zum Schluß mit 1/4 l Schlagsahne bedecken. Mit den gerösteten Mandelblättchen bestreuen. Vor dem Servieren einige Stunden warten, damit die Himbeeren auftauen können.

Fruchteis

500 g Erdbeeren oder Himbeeren waschen, zerkleinern und mit dem Mixer pürieren. Mit 2 Eßlöffeln Zucker mischen und mit 2 Teelöffeln Zitronensaft abschmecken. 1/4 l Sahne schlagen und unter den Fruchtbrei heben. Das Sahne-Frucht-Gemisch in Eisschalen füllen und im Gefriergerät oder im Verdampferfach des Kühlschranks in 2 bis 3 Stunden zu Eis werden lassen.

Rot

Orange

Gelb

Lemon

Grün

Rosa

Blau

Violett

Weiß

Braun

Rhabarber

Der Rhabarber, lat. Rheum rhabarbarum, kommt ursprünglich aus Asien und ist seit dem 18. Jahrhundert auch bei uns eine weitverbreitete, beliebte, vitaminreiche Speisepflanze. Aus einem Wurzelstock entwickeln sich hohe, dicke Stengel mit großen, handförmig gelappten Blättern. Die geschälte Wurzel einer mehrere Jahre alten Rhabarberpflanze wird auch als Arznei verwendet. In kleinen Dosen wirkt sie gegen Durchfall und regt den Appetit an, in stärkerer Dosierung hingegen wirkt sie abführend.

Das Innere der Stengel ist grüngelb bis weiß, und die Schale schillert zwischen grünlichen und roten Farbtönen. Denken Sie daran, die Farbe Rosa hilft uns, leichter zu verzeihen.

Der Rhabarber wirkt auf den Dickdarm, er entschlackt den Körper und entwässert ihn, daher werden besonders im Frühjahr Rhabarberkuren (z. B. ein Rhabarberkompott- und -safttag) empfohlen.

Die säuerlich schmeckende Frucht läßt sich in vielen interessanten Kombinationen verzehren, besonders mit Süßem, etwa in Kuchen und Kompotten. Bei jüngerem Rhabarber reicht es, wenn man die Stangen gründlich unter fließendem Wasser wäscht und den Blattansatz und das Stielende abschneidet. Älteren Rhabarber sollte man zusätzlich schälen.

Rhabarber-Himbeer-Kompott

250 g jungen Rhabarber in Stücke schneiden, mit 100 g Zucker überstreuen und zugedeckt einige Minuten im eigenen Saft dünsten. 1 Tasse heißes Was-

ser und 1 Teelöffel Zitronensaft zufügen, aufkochen.
500 g Himbeeren hinzugeben und bei milder Hitze
5 Minuten ziehen lassen.
Kalt – mit oder ohne Schlagsahne – servieren.

Rhabarberauflauf

500 g Rhabarber geputzt in 2 cm lange Stücke
schneiden, mit 50 g Zucker und einem Päckchen Vanillinzucker mischen und in einem Topf zugedeckt eine halbe Stunde lang Flüssigkeit ziehen lassen.
Anschließend bei milder Hitze 5 Minuten dünsten.
Kompott abkühlen lassen.
3 Semmeln in dünne Scheiben schneiden und in
einer Schüssel mit 1/2 l warmer Milch übergießen,
10 Minuten ziehen lassen. Den Backofen auf 180° C
vorheizen. 1 Becher Crème fraîche mit 1 Eßlöffel
Zucker verschlagen und die Semmelscheiben dazugeben. Eine flache, gebutterte Auflaufform mit Sem-
melbröseln ausstreuen, Semmelteig einfüllen und
glattstreichen. Auf der mittleren Schiebeleiste eine
halbe Stunde backen.
1/4 l geschlagene Sahne mit langsam eingestreuten
100 g Zucker steifschlagen, auf den fertig gebacke-
nen Teig Erdbeermarmelade streichen, den abge-
tropften Rhabarber darüber verteilen und zuletzt die
Sahne mit einem Spritzbeutel dekorativ auf dem Auf-
lauf verteilen. Noch weitere 15 Minuten überbacken
und heiß servieren.

Rot

Orange

Gelb

Lemon

Grün

Rosa

Blau

Violett

Weiß

Braun

Blau

beruhigt die Nerven und sorgt
für gesunden Schlaf

Das kühle, reine Blau steht für das Unbewußte, für seelische Tiefe, Sanftheit und Stille. Es ist die Farbe des Innenlebens, der Reserviert- und Introvertiertheit. Symbolisch steht Blau für Treue. Es gilt auch als Farbe der geistigen Entwicklung, der Hinwendung zur Immaterialität und der Geistheilung.

Menschen mit niedergedrückter Stimmungslage und Neigung zu depressiven Gedanken und solche, denen leicht der Bezug zum praktischen Leben verlorengeht, sollten möglichst auf blaue Lebensmittel verzichten. Hingegen sind sie hilfreich, wo körperliche und emotionale Entspannung nötig sind. Auch Frauen, die unter klimakterischen Nebenwirkungen leiden, finden in blauen Lebensmitteln oder Säften Linderung.

In der Farbtherapie wird Blau eingesetzt, um hitzige und nervöse Prozesse zu lindern, den Blutdruck zu senken, zu entspannen, zu beruhigen und zu klären.

Zu blauen Nahrungsmitteln zählen etwa das Blaukraut, Wacholder, frische Feigen, Heidelbeeren (siehe unter Kapitel »Violette Nahrungsmittel«), blaue Trauben und unter den Blüten-Heilkräutern der Borretsch, die Kornblume, Lavendel, die Gemeine Wegwarte, Salbei und der Acker-Rittersporn.

Borretsch

Der Borretsch, lat. Borago officinalis, auch Liebäuge-
lein, Augenzier, Gurkenkraut, Wohlgemuth oder Blau-
er Himmelsstern genannt, gehört zur Familie der Rauh-
blattgewächse und entwickelt zarte blaue Blüten. Diese geben zusammen mit den Blättern ein vielfach heil-
kräftiges Mittel ab; allerdings können bei der Ernte die
Borstenhaare bei Berührung Hautentzündungen oder
-ausschläge verursachen.

Vorkommen: Wildwachsend an Hecken, Gebüschen,
Schuttplätzen u. ä.

Erntezeit: Blätter und Blüten von Mai bis September.

Inhaltsstoffe: Gerbstoffe, Pflanzenschleim, Saponine,
ätherisches Öl, Asparagin, Kieselsäure, Vitamin C, Fla-
vone, Harze, Mangan.

Indikation: Zur Blutreinigung, Herz- sowie Organstär-
kung, Fiebersenkung, bei Husten, Halserkrankungen,
Rheuma, Nierenentzündung, Venenentzündung,
Thrombosegefahr, Seitenstechen, Verstopfung, gegen
niedergedrückte Stimmung und innere Unruhe;
Fußbäder gegen Erkältung; feuchtwarme Umschläge
auf entzündete Augen.

Zubereitung

Würzkraut: An Salate, Quark, Gemüse und Gemüsebrühe.

Tee: Aus frischen Blättern und Blüten: 1 Teelöffel Borretsch überbrühen, 5 Minuten ziehen lassen, filtern
(damit die zahlreichen feinen Härchen der Pflanzen
nicht zu Hustenanfällen und Magenreizung führen).

Wein: 50 g getrocknete und zerkleinerte Borretschtriebe mit 1 Liter gehaltvollem Weißwein übergießen und 10 Tage ziehen lassen. Anschließend abseihen und täglich 2 kleine Gläser zur Herzstärkung trinken.

Preßsaft: Borretschblüten und -blätter entsaften, pur trinken oder mit Milch vermischen. Hilfreich bei der Behandlung von Venenerkrankungen sowie Melancholie, bei der Leber und Galle gestaut sind.

Thymian

Der Thymian, lat. Thymus vulgaris, wird auch Demut, Feldkümmel, Küchenwürze, Römischer oder Welscher Quendel genannt. Er ist ein bis zu 40 cm hoch wachsender, blau blühender Halbstrauch, der besonders gut in trockenen, sonnigen Gebieten gedeiht. Der aromatisch duftende Thymian ist als Gewürz und als Heilpflanze begehrt. Man verwendet ihn frisch oder getrocknet, wobei der getrocknete Thymian eine dreifach stärkere Würzkraft hat als der frische. Er schmeckt herb-pikant, hat Ähnlichkeit mit Majoran, sollte aber nicht in großer Menge verwendet werden. Frischen Thymian kann man mitgaren. Thymian paßt zu Eiergerichten, Gemüsesuppen, Fisch, Gurkensalat, Tomaten, an Butter, Dips u.ä. und läßt sich gut mit Zwiebeln, Knoblauch, Lorbeer, Muskat, Petersilie, Salbei und Rosmarin kombinieren. Thymian ist ein Hauptbestandteil der berühmten Kräutermischung »Herbes de Provence«.

Wegen seines angenehmen Duftes legt man

Thymian, häufig in Säckchen eingenäht, zwischen Wäsche.

Vorkommen: In Südfrankreich, auf riesigen Feldern kultiviert; in Gärten, besonders zwischen Rosen beliebt, da sein Inhaltsstoff Thymol Schädlinge und Bakterien fernhält; in lichten Wäldern, an Wegrändern, auf Heiden.

Erntezeit: Blühendes Kraut und nicht verholzte Stengel Juni bis August.

Inhaltsstoffe: Gerb- und Bitterstoffe, Harz, Saponin, ätherisches Öl mit Cymol, Thymol u.a.

Indikation als Heilkraut:

Innerlich gegen Asthma, Krampf-, Reiz- und Keuchhusten, Magen- und Darmkatarrh, Würmer, Blähungen, Unterleibskrämpfe, Blutarmut, Nervosität; *äußerlich* gegen Rheuma, Verstauchungen, Quetschungen, als Badezusatz bei Nervosität und Schlaflosigkeit, als Mundspülung.

Zubereitung

Tee: 1 Teelöffel frischen Thymian mit 1 Tasse heißem Wasser überbrühen, 5 Minuten ziehen lassen, schluckweise trinken, auch als erfrischender Kaffee-Ersatz am Morgen. Dreimal täglich 1 Tasse ist gesund, zuviel aber kann zu einer Überproduktion der Schilddrüse führen.

Thymianöl: Frisch gepflückte Thymianblüten in eine Flasche füllen und mit Öl übergießen, bis die Kräuter bedeckt sind. Drei Wochen in Wärme ziehen lassen. Zum Einreiben bei Rheumatismus und Verstauchungen.

Thymianbad: 50 g getrocknetes Kraut oder 100 g frischen Thymian mit 1 Liter Wasser kurz aufkochen,

15 Minuten zugedeckt ziehen lassen, abseihen und ins Badewasser geben. Ideal zur Entspannung.

Inhalation: Thymian wird sehr geschätzt zur Behandlung von Husten, besonders Keuchhusten. Heiß-feuchte Tücher mit Thymianöl beträufeln und in der Nähe des Krankenbettes aufhängen. Wirkungsvoll ist natürlich auch eine im Zimmer aufgestellte Duftlampe, der man einige Tropfen Thymianöl beigibt.

Trauben

Die Weintraube gilt als Königin der Früchte. Sie ist ein Obst, das die Lebensfreude erneuert und den Menschen revitalisiert. Sogar bei Krebs und anderen zehrenden Krankheiten verhelfen Weintrauben, in großer Menge gegessen, zu neuer Kraft, was möglicherweise an den zahlreichen Aminosäuren liegt. Diese wirken antiseptisch. Daher sind Weintrauben auch zur Heilung des Mund- und Rachenraumes bestens geeignet. Kieferkranke, die unter Paradontose und immer wieder auftretenden Mundentzündungen leiden, sollten sich zwei Wochen einer ausschließlichen Traubenkur unterziehen.

Allerdings sind Trauben stark gespritzt, so daß eine gründliche Reinigung in heißem Wasser erforderlich ist. Anschließend überspült man sie mit kaltem Wasser.

Violett

reinigt die Milz und den Organismus

Violett ist die Farbe mit der kürzesten Wellenlänge (des sichtbaren Lichtspektrums) und zugleich der höchsten Schwingungsfrequenz. Sie steht für Spiritualität, Leiden, Bewußtheit und ist die Farbe der Inspiration. Traditionell gilt Violett als künstlerische, metaphysische Farbe, die vielfältigen Einsatz in Bereichen der Alchemie, Magie und Mystik gefunden hat. Es ist die Farbe des New Age. Eine wichtige Funktion erfüllt Violett als reinigende und schwingungsausgleichende Farbkraft. Disharmonien zwischen Polen, Mann und Frau, Yin und Yang, Aktiv und Passiv werden durch die Heilkraft von Violett ausgeglichen. Farbtherapeutisch setze ich Violett ein, wenn das Bedürfnis nach Reinigung offensichtlich wird, und zwar sowohl bei körperlich sichtbaren Unreinheiten – etwa der Haut – als auch bei »innerem« geistigem Klärungsbedarf.

Violette Farbschwingungen wirken sich auf die beiden Gehirnhälften vermittelnd und ausgleichend aus. Bei zu starker Orientierung an den materiellen Dingen des Lebens verhilft Violett zu einer Öffnung des Bewußtseins für eine metaphysische Lebenserfahrung.

Zu violetten Lebensmitteln gehören Auberginen, frische, reife Feigen, Heidelbeeren, schwarze Johannisbeeren, Nektarinen, Brombeeren, Holundersaft sowie die Blüten-Heilkräuter: Seidelbast, Gemeines Heidekraut, Gundermann, Echtes Lungenkraut, Herbstzeitlose und Gemeiner Beinwell.

Lavendel

»Lavendula« kommt aus dem Lateinischen (lavare = waschen) und weist auf die Verwendung als Duft- und Waschzusatz hin.

Lavendel wird aber auch medizinisch als Nervenmittel zur Beruhigung genommen.

Als Gewürz werden die zarten Lavendelblätter fein gehackt und in Eintopfgerichte und Kräutersaucen gemischt.

Vorkommen: Europa und Südfrankreich in kultiviertem Anbau, auch als Balkonpflanze geeignet.

Erntezeit: Blüten Juni bis September.

Inhaltsstoffe: Ätherische Öle, Gerbstoffe, Saponin.

Indikation: Waschzusatz, Duftöle; medizinisch als Nervenberuhigungsmittel, bei nervösem Herzklopfen, Blutandrang zum Kopf, Schwindel, Schlaflosigkeit, bei Koliken; als Einreibemittel bei Nervenschmerzen, Gicht und Rheuma.

Salbei

Im Volksmund auch Scharlachkraut, Königskraut oder Zahnblätter genannt. Es gibt Gartensalbei (lat. Salvia officinalis) und Wiesensalbei (lat. Salvia pratensis). Salbei gilt als vorzügliches Gewürz, insbesondere der Muskatellersalbei, der bestens geeignet ist für pikante Süßspeisen. Medizinisch wird Salbei innerlich und äußerlich angewendet. Die frischen Salbeiblätter wurden seit jeher gekaut gegen Hals- oder Mundentzündungen.

Als Gewürz werden die Blätter frisch oder getrocknet verwendet. Besonders geeignet für mediterrane Nudel- und Eintopfgerichte.

Vorkommen: Europa, gemäßigte Zonen; hält sich auch im Winter bis −10 Grad; liebt jedoch sehr viel Licht, und je wärmer es ist, desto mehr Aroma!

Erntezeit: Blütezeit Juni bis September, die Blätter sind das ganze Jahr zu haben.

Inhaltsstoffe: Ätherische Öle, Gerbstoffe und Bitterstoffe.

Indikation: Ideal als Tee bei übermäßigem (auch nächtlichem) Schwitzen, bei Überfunktion der Schilddrüse und zum Gurgeln bei Erkältungen und Heiserkeit, bei Entzündungen in Hals, Mund, Zahnfleisch und Kehlkopf; bei Nervenschwäche, Leberleiden, Zuckerkrankheit.

Aubergine

Ursprünglich kommt dieses Gemüse mit der so kräftigen Farbe aus Indien. Wir verbinden damit südliche Länder, Urlaub und die Wärme der ersten Herbsttage. Auberginen sind köstlich, und man kann sie vielseitig zubereiten. Sie passen gut zu Tomaten, Hirse, Pilzen, Nudeln und lassen sich wunderbar mit Käse überbacken. Man kann sie braten, grillen, pürieren und verwendet dabei zumeist viel kaltgepreßtes Olivenöl, das von der Frucht aufgesogen wird. Empfehlenswert ist es, die Auberginenscheiben oder -hälften nach dem Braten mit Küchenkrepp abzutupfen, um ihnen das aufgesogene Fett zu entziehen.

Im folgenden stelle ich Ihnen drei Rezepte vor, nach denen man dieses edle Gemüse (für jeweils 2 Personen) als Vorspeise, Hauptgericht oder Beilage servieren kann.

Überbackene Auberginenscheiben

2 kleine Auberginen waschen und in Scheiben schneiden. In 4 Eßlöffeln Olivenöl anbraten, mit Meersalz und Pfeffer würzen. 4 pürierte Tomaten in der Pfanne mit je einer kleingehackten Zwiebel und Knoblauchzehe erwärmen, salzen und auf die Auberginenscheiben streichen. 100 g Mozarella in Scheiben schneiden, auf die Auberginenscheiben legen und das Ganze im Backofen überbacken, bis der Käse geschmolzen ist. Vor dem Servieren jede Scheibe mit einem Basilikumblatt garnieren.

Gefüllte Auberginen

2 kleine Auberginen waschen und längs halbieren. Fruchtfleisch herauskratzen und würfeln, 1 cm breiten Rand lassen. 1 Zwiebel fein hacken und zusammen mit den Auberginenwürfeln in Ghee (s. S. 52) anbraten. 1 rote Paprika und 200 g Tomaten säubern, in Würfel schneiden und mitbraten. Mit Meersalz, Pfeffer, frischem Thymian und Oregano würzen. 100 g milden Schafskäse zerkleinern und unterheben, abkühlen lassen und etwas Sahne sowie 1 Eßlöffel Semmelbrösel unterrühren.

Backofen auf 200° C vorheizen, die ausgehöhlten Auberginenhälften mit der Masse füllen, den Rand mit Ghee bestreichen und 40 Minuten backen.

Gebratene Auberginenwürfel

200 g Auberginen säubern und in kleine Würfel schneiden, salzen und 10 Minuten ziehen lassen. 200 g Gemüsetomaten in Scheiben schneiden, salzen, pfeffern und auf Tellern anrichten. Auberginenwürfel mit Kräutern der Provence, Zitronensaft und Pfeffer würzen, 4 Eßlöffel Olivenöl erhitzen, Auberginen anbraten und auf die Tomatenscheiben geben.

Heidelbeere

Die Heidelbeere, lat. Vaccinium myrtillus, heißt im Volksmund auch Blaubeere, Bickbeere, Taubeere, Schnuderbeere, Schwarzbeere, Krähenauge und vieles mehr. Sie ist ein in der Regel flach wachsender Strauch mit kleinen Blättern und kugeligen grünlich-roten Blüten, aus denen sich im Sommer blauschwarze, vitaminreiche Beeren entwickeln.

Vorkommen: In schattigen Laub- und Nadelwäldern, in Heide- und Torflandschaften.

Erntezeit: Die Blätter im Frühsommer, die reifen Früchte im Sommer bis Herbst.

Inhaltsstoffe: Gerbstoffe, Anthocyane und Flavonglykoside.

Indikation: Bei Durchfallerkrankungen, Hautkrankheiten, Beschwerden des Magen-Darm-Bereiches, der Niere und der Atemwege; die Blätter gegen Blasenentzündungen, bei Diabetes, Rheuma und Gicht.

Rot Orange Gelb Lemon Grün Rosa Blau Violett Weiß Braun

Zubereitung

Tee: 4 gehäufte Eßlöffel Heidelbeerblätter über Nacht in 2 l kaltem Wasser einweichen. Anschließend den Kaltansatz bis auf die Hälfte einkochen, täglich 3 bis 4 Tassen trinken. Besonders geeignet für Diabetiker.

Besonders bei Durchfällen sollte man Heidelbeeren frisch oder verarbeitet zu sich nehmen, etwa in Form von Marmelade, auf Pfannkuchen, als Kompott oder Beigabe in Quark- und Sahnespeisen. Möglichst frisch verzehren, in reichlich kaltem Wasser waschen. Dabei die oben schwimmenden schadhaften Beeren und Blätter herauslesen.

Heidelbeerkompott

400 g Heidelbeeren waschen, abtropfen lassen. 1/8 l Wasser mit 3 Eßlöffeln Zucker und 1 Zimtstange zum Kochen bringen. Heidelbeeren hinzufügen und bei milder Hitze 10 Minuten garen lassen. Zimtstange herausnehmen, das Kompott nachzuckern und abkühlen lassen.

Holunder

Auch die Holunderblüte reinigt, daran zweifelt niemand, und es wäre gut, wenn in jeder Hausapotheke eine Schachtel gedörrter Blüten aufbewahrt würde.

Sebastian Kneipp

Der starke Vitamin-C-haltige Holunder, lat. Sambucus nigra, auch Holder, Holler, Elderbaum, Flieder, Kisseke oder Schwitztee genannt, ist ein hochwachsender

Strauch, aus dessen weißer Blütenkrone mit stark duftenden doldenartigen Rispen sich die schwarzen Beeren entwickeln.

Vorkommen: Weitverbreiteter Strauch an Waldrändern, Bachufern und in Gärten.

Erntezeit: Die jungen Blätter im Frühjahr; die voll erblühten Blütenstände im Frühsommer; die reifen Früchte im Spätherbst.

Inhaltsstoffe: Flavonoide, Glykoside, pflanzliche Säuren, Gerbstoffe, Harz, Schleim, Zucker, Saponin u. a.

Indikation: Zur Vorbeugung bei fiebrigen Erkältungskrankheiten; gegen Rheuma, Ischias, Neuralgien, Verstopfung; zur Steigerung der Abwehrkräfte, Entschlackung und Körperreinigung, harntreibend, gegen geschwollene Füße und Appetitlosigkeit.

Zubereitung

Tee: 1 Teelöffel getrockneter Blüten auf 1 Tasse, heiß überbrühen, 10 Minuten ziehen lassen, auf einmal trinken.

Saft: 5 Pfund Holunderbeeren, gewaschen und sauber abgezupft, mit 500 g kleingeschnittenen, aber nicht geschälten und entkernten Äpfeln sowie 1 kleinen Strauß Salbeiblättern in einen Safttopf füllen und in 60 bis 80 Minuten entsaften. Nach Geschmack kann man Honig oder Zucker zugeben.

Der Saft der dunklen violetten Beeren hat sehr viel Vitamin-C-Anteil und sollte zur Abwehr von Erkältungen getrunken werden. Der Saft der (weißen) Blüten wirkt zusätzlich schweißtreibend und hilft gegen Fieber.

Holundermarmelade

500 g Holunderbeeren (oder Rückstand vom Entsaften), 500 g im Mixer zerkleinerte Zwetschgen, 300 g Honig und 1 Salbeizweiglein vermischen und 10 Minuten lang kochen. 3 Teelöffel Agar-Agar mit wenig Wasser glattrühren, die Marmelade vom Herd nehmen, Agar-Agar einrühren und sofort in die vorbereiteten, noch heißen Gläser füllen. Gleich verschließen, 5 Minuten auf den Kopf stellen, umdrehen und erkalten lassen.

Holundersuppe

300 g abgezupften Holunder, 150 g kleingeschnittene Zwetschgen, 1 Birne und 1 bis 2 Äpfel, in kleine Würfel geschnitten, 1 Tasse Wasser und 1 Zweiglein Salbei 5 Minuten kochen lassen. 1 Eßlöffel Vollkornmehl (Dinkel) mit etwas Wasser anrühren, in die Suppe geben und noch weitere 10 Minuten kochen lassen. Mit Honig und einer Prise Zimt abschmecken.

Weiß

entwässert den Körper und macht schöne Haut

Weiß ist die Farbe der Reinheit, Unschuld und Vollkommenheit. Weiß ist dem Licht am nächsten, beinhaltet alle Farben und symbolisiert somit Vollkommenheit.

Als Heilfarbe hilft es, sich höheren Bewußtseinsebenen zu öffnen. Es unterstützt Klärungs- und Reinigungsprozesse. Sinnvoll ist der Einsatz von Weiß immer dann, wenn man nicht genau weiß, welche Farbwirkung man benötigt. Der Körper bezieht aus Weiß diejenigen Farben des Spektrums, die er braucht.

Zu weißen Gemüsearten zählen unter anderem Blumenkohl, Fenchel, Schwarzwurzel, Rettich, Zwiebeln, Knoblauch, Spargel und Weißkraut. Weiße Gewürze sind Meersalz, Zwiebelsalz und Meerrettich. Die Kokosnuß ist eine weiße Frucht. Die Heilkräfte von Weiß beziehen wir außerdem aus Reis, Milch und Sahne. Weiße Blüten und Heilkräuter umfassen Mistel, Schafgarbe, Waldrebe, Augentrost, Weiße Taubnessel, Gänseblümchen oder weißen Andorn.

Augentrost

Augentrost, lat. Euphrasia officinalis, ist bekannt wegen seiner Heilwirkung bei Augenkrankheiten wie dem grauen Star. Weniger geläufig ist seine Wirkung als

Rot

Orange

Gelb

Lemon

Grün

Rosa

Blau

Violett

Weiß

Braun

Stimmungsaufheller. Teekuren mit Augentrost zeigen erstaunliche Erfolge gegen Depressionen. Sie führen zu einem heiteren Grundlebensgefühl und Wohlbefinden.

Die zierliche Pflanze wächst 15 bis 25 cm hoch, bildet kleine verzweigte, weich behaarte Stengel und entwickelt zarte, hübsch gezeichnete, kleine Blüten.

Vorkommen: Auf trockenen, hellen Wiesen, Waldlichtungen, an Wegrändern.

Inhaltsstoffe: Gerb- und Bitterstoffe, ätherisches und fettes Öl, Glykoside, Rhynanthin, Aucubin, Harz.

Ernte: Das blühende Kraut von Juli bis Oktober.

Indikation: Bei Augenschwäche durch Überanstrengung, Augenbindehaut- und Lidrandentzündung, Entzündung der Iris, grünem und grauem Star, zur Stärkung der Sehkraft, bei Hornhautgeschwüren und -flecken, Tränensackentzündung, lichtempfindlichen, juckenden Augen bei Heuschnupfen, Masern; bei Erkältungskrankheiten, Grippe, Husten, Bronchitis, Verdauungsbeschwerden, Magen- und Darmschmerzen, Appetitlosigkeit, bei nervösen Kopfschmerzen, Zahnfleischbluten, Vergiftungen durch Alkohol und Nikotin, Gelbsucht (Tee zur Hälfte mit Milch vermischen), zur Stärkung der Widerstandskraft, gegen Zungenlähmung und Stottern.

Augentrost sollte nicht dauerhaft verwendet werden, da es zu Vergiftungserscheinungen sowie Verschlimmerung der Leiden kommen kann.

Zubereitung

Tee: 1/2 Teelöffel auf 1 Tasse Wasser, 1 bis 2 Minuten ziehen lassen, zweimal täglich trinken.

Der Tee wird auch zum Gurgeln und für Auflagen bei Gerstenkorn, Umschlägen, Augenbädern verwendet, wobei für jede Anwendung neuer Tee bereitet werden muß, also nicht zweimal benutzen.

Augentropfen: In der Apotheke bei Augenleiden.

Badezusatz: 1 Eßlöffel von getrocknetem Augentrost in ein verschließbares Leinensäckchen geben und im Badewasser ziehen lassen. Zur Stärkung der körpereigenen Abwehrkräfte und zur Unterstützung der stimmungssteigernden Teekur.

Fenchel

Dem Fieber und dem Gift kann der Fenchel widerstehen. Er macht den Magen rein und dient recht hell zu sehen.

Hildegard von Bingen

Schon im alten Ägypten galt Fenchel als Heil- und Gewürzpflanze. Die Griechen nahmen die Früchte und das Kraut gegen viele Beschwerden – aber auch als Lebensmittel ein. Bereits Shakespeare erwähnt Fenchel im ›Hamlet‹.

Fenchel wächst bei uns, im Mittelmeerraum, in Frankreich, Südengland und Irland. Deutschland hat Anbaugebiete in Franken, Württemberg und Sachsen.

Die bekanntesten Wirkstoffe sind ätherische Öle, Fenchon, Anthenol, fettes Öl, Zucker, Eiweiß und Stärke. Das Fenchelöl hilft besonders den Atemwegen und

Rot
Orange
Gelb
Lemon
Grün
Rosa
Blau
Violett
Weiß
Braun

wirkt auswurffördernd, und es gilt als das beste Mittel gegen Blähungen (Karminativum). Fenchel ist gut für alle Unregelmäßigkeiten des Verdauungsapparates, bei Verschleimung, vielen Hustenarten und ist besonders für Kinder geeignet bei Blähungskoliken. Am besten wirkt Fenchel in Milch gekocht, was besonders bei Jodvergiftung zu empfehlen ist.

Beliebt sind Fenchelhonig, Fenchelsirup, -tee oder -extrakte. Wegen seiner antibakteriellen Wirkung wird Fenchel auch als Augen- oder Gurgelwasser verwendet.

Fenchel hilft uns, ausgeglichen und innerlich gefestigt zu sein. Er wirkt klärend und reinigend.

Es ist jedoch nicht nur die Farbe Weiß, die uns hilft zu klären, sondern auch die Farbe Lemon (vgl. S. 62) mit ihrer Fähigkeit, von alten Dingen loszulassen.

Fenchel fürs kalte Büfett

500 g Fenchel waschen, von den Stielen befreien und in dünne Scheiben schneiden. Dazu 200 g Karotten säubern, der Länge nach halbieren und in dünne Streifen schneiden. Koriander, Salz und Pfeffer mit dem Saft einer Zitrone und 1/4 l Wasser zum Kochen bringen. Das Gemüse in diesem Sud knackig dünsten und abkühlen lassen.

4 Eßlöffel Olivenöl dazugeben und mindestens einen Tag vor dem Servieren durchziehen lassen.

Augenwasser

1/2 Eßlöffel gemahlene Fenchelsamen mit 1/4 l Wasser aufkochen. Den abgeseihten Absud zum Betupfen oder Auswaschen der Augen verwenden, ca. 3–4mal täglich.

Knoblauch

Der ursprünglich in Westasien beheimatete Knoblauch, lat. Allium sativum, auch Knofel, Knofi oder Knobi genannt, ist eng mit Zwiebeln und Schnittlauch verwandt und war schon vor über 5000 Jahren eine begehrte Speise. Er hat grünlichweiße kleine Blütenblätter.

Erntezeit: Die Fruchtknolle, bestehend aus 10 bis 12 sogenannten Zehen, ist im Herbst erntereif.

Inhaltsstoffe: Alliin, Allicin, Adenosin, Flavonoide, Vitamine und Fermente.

Indikation: Ob Griechen, Römer, Hindus oder die Chinesen – alle bescheinigen sie dem Knoblauch, daß er den Verdauungstrakt in Ordnung bringe, Würmer töte, bei Hautkrankheiten und Wunden geradezu Wunder wirke, allen Infektionen zu Leibe rücke, besonders denen der Luftwege – und das Altern hinauszögere. Im Verdauungstrakt wirkt Knoblauch keimhemmend und erhöht die Sekretion von Galle und Verdauungsdrüsen. Knoblauch ist ideal geeignet für die Keimhemmung nach dem Verzehr von tierischem Eiweiß. Aus diesem Grund vertragen viele Vegetarier keinen Knoblauch. Im Blut wirkt er cholesterol- und lipidsenkend und antisklerotisch.

Alte Volksrezepte empfehlen: Bei beginnender Erkältung eine Knoblauchzehe möglichst den ganzen Tag über im Mund behalten. Von Rheuma befallene Stellen mit einer Knoblauchzehe einreiben. Bei Keuchhusten den Kindern Knoblauchumschläge machen. Knoblauch reguliert den Blutdruck, senkt also hohen und erhöht zu niedrigen, und soll innerhalb von fünf Minuten die hartnäckigsten Bakterien töten.

Daß die Wirkstoffe des Knoblauchs den ganzen Körper durchziehen, beweist allerdings der eher unangenehme Geruch, der dem Knoblauchkonsumenten aus den Poren dringt und der nicht jedem zuzumuten ist. Man sollte daher Knoblauchkuren während der Ferien oder am Wochenende machen.

Zubereitung
Aus Knoblauch läßt sich roher Saft pressen; die Zehen kann man roh essen. Zudem verfeinert er als rohe wie gekochte Gewürzbeigabe Gemüse, Salate, Nudel- und Teiggerichte.

Provenzalische Knoblauchsauce »Aioli«
8 Knoblauchzehen schälen und mit Salz im Mörser zerreiben, mit einer kleinen gekochten mehligen Kartoffel mischen, pfeffern und dann in ganz dünnem Strahl 1/4 l Olivenöl unter andauerndem Rühren zugeben, bis alles mayonnaiseartig dick ist. Zum Schluß den Saft von 1/2 Zitrone unterrühren.

Milch

Milch ist ein energiereiches Getränk, das viele wichtige Nährstoffe wie Vitamine, Kalorien, Eiweiß und Kalzium enthält und daher für Kinder, Heranwachsende, Schwangere, Genesende und stillende Mütter ein wichtiges Nahrungsmittel darstellt.

Milch unterstützt den Aufbau der Knochen und Zähne und beruhigt Herz und Nerven. Allerdings sollten Milch und Milchprodukte in Maßen genossen werden;

Rot

Orange

Gelb

Lemon

Grün

Rosa

Blau

Violett

Weiß

Braun

auch sollte man Klarheit darüber haben, ob man Milch gut verträgt. Milchallergien und -unverträglichkeiten nehmen mittlerweile zu.

Milch- und Joghurtgetränke kann man auch würzen, wie es im Orient und in Asien gebräuchlich ist. Probieren Sie einmal den Geschmack von verschiedenen Gewürzen in Milch und Milchprodukten aus, und lassen Sie bei der Zubereitung Ihrer Phantasie freien Lauf.

Heiße Gewürzmilch

2 Tassen Milch mit 2 Tassen Wasser vermischen und zusammen mit je 1/4 Teelöffel Kardamom, Ingwer, Nelken und Kümmel 15 Minuten köcheln lassen, sieben und warm trinken.

Heiße Milch mit Ghee

2 Tassen Milch aufkochen, 1 Teelöffel Ghee (s. S. 52) einrühren, 5 Minuten köcheln lassen, sieben.
Ein beruhigendes Getränk, das gegen Schlaflosigkeit hilft und vor allem die Lymphe reinigt, überflüssige Säure ausschwemmt, das Immunsystem stärkt und gegen Osteoporose hilft.

Kokosmilchpudding »Mañana«

1/2 l Milch und 250 g Kokosraspeln aufkochen. 4 Eßlöffel Mondamin in wenig kaltem Wasser anrühren und dazugeben. In eine Form gießen und kaltstellen. 4 Eßlöffel Zucker karamelisieren und mit heißem Wasser aufgießen. 4 getrocknete halbierte Pflaumen mitköcheln. Nach 10 Minuten alles auf die kalte Puddingcreme gießen.

Reis

Reis gehört zu den wichtigsten Nahrungsmitteln in der Welternährung. Reis wird in drei Grundsorten eingeteilt: Langkorn- (Patna), Kurzkorn- (Carolina) und Mittelkornreis. Langkornreis bleibt auch nach dem Kochen noch kernig, Kurzkornreis gibt während des Kochens Stärke ab und zerfällt und wird deshalb gern als »Milchreis« verwendet. Mittelkornreis entspricht in Konsistenz und Geschmack mehr dem Kurzkornreis.

Reis zählt zu den Spelzgetreiden und muß deshalb geschält werden. Naturbelassener Reis ist entspelzter Reis, bei dem Silberhäutchen, Aleuronschicht und Keimling voll enthalten sind; er enthält Eiweiß, Kohlenhydrate, etwas Fett, Kalzium, Eisen und Zink sowie B-Vitamine. Im Gegensatz zu Weizen und Roggen, bei denen das Eiweiß vorwiegend in den Randschichten ist, verteilt sich das Eiweiß im Reis durch das ganze Korn. Reis ist natriumarm und wirkt entwässernd.

Weißer Reis wird geschält, geschliffen und poliert. Er ist nahezu unbegrenzt haltbar, besteht aber fast nur noch aus Stärke und Eiweiß.

Beim »parboiled Reis« ist das Verfahren etwas schonender, und ein gewisser Vitaminanteil bleibt erhalten. Hier wird der Reis mit Wasser unter Druck angekocht und anschließend wieder getrocknet. Dadurch dringt ein Teil der Vitamine in das Stärkekorn ein. Aber auch parboiled Reis ist nicht mehr vollwertig.

»Halbgeschälter« oder »halbpolierter« Reis ist gut entspelzt und nur vorsichtig geschält. Dadurch geht wenig an Nährstoffen verloren

Kokosreis

300 g Carolina-Reis unter fließendem Wasser waschen. Eine Kokosnuß öffnen und die Kokosmilch auffangen. Die Kokosnuß schälen und raspeln. Die Kokosmilch mit 400 ml Wasser auffüllen und in einer Kasserolle erhitzen. 2 Zwiebeln klein hacken, in etwas Butter oder Ghee (s. S. 52) andünsten. Sobald die Zwiebeln golden sind, 2 Gewürznelken, 2 Messerspitzen Zimt und 1 Messerspitze gemahlenen Kardamom zufügen und kurz rösten. Den Reis einrühren.

Die erhitzte Kokosmilch darübergießen, etwas salzen, zudecken und 10 Minuten kochen, abschalten und 5 Minuten quellen lassen.

Wer zur Farbe Weiß noch Gelb liebt, sollte Apfel-Curry als Beilage verwenden.

Reis mit Joghurt

2 Eßlöffel Butterschmalz (s. S. 52) in einem Topf erhitzen, je 1/2 Teelöffel Senfsamen und Kreuzkümmel (im ganzen oder zerstoßen) zufügen. Sobald die Senfsamen platzen, 4 Tassen gekochten Naturreis, 4 Tassen Naturjoghurt, je 1/2 Teelöffel Salz, schwarzen Pfeffer und Zimt hinzufügen und kurz zum Kochen bringen. Mit einigen Mandeln garnieren.

Schafgarbe

Die Schafgarbe, lat. Achillea millefolium, auch bekannt unter den Namen Feldgarbe, Schafzunge, Fasankraut, Grillenkraut und Röllike, ist ein weitverbreitetes Kraut mit vielfältiger Heilkraft. Die Schafgarbe wächst bis 60 cm hoch und hat einen behaarten Stengel. Neben der Schafgarbe, die gewöhnlich weiße Strahlenblüten hat, gibt es eine Züchtung mit gelben Blüten.

Vorkommen: Wiesen, Weiden, Wegränder, in Gärten und lichten Wäldern.

Erntezeit: Das blühende Kraut von Juni bis September, die Blätter für Teezubereitung von April bis November.

Inhaltsstoffe: Bitter- und Gerbstoffe, Eiweiß, ätherisches Öl (mit Cineol und Azulen), Phosphate, Nitrate, Kalium, Kalisalze, Kieselsäure, Phosphor, Vitamin C und Schwefel.

Indikation: Schafgarbe wirkt blutreinigend, blutdrucksenkend, menstruationsregulierend, magenkräftigend, kreislauffördernd. Es wird bei Nasenbluten sowie Blutungen im Hämorrhoidal-, Lungen-, Gebärmutter-, Magen- und Nierenbereich eingesetzt. Bei Menstruationsbeschwerden, Eierstockentzündungen, Myomen, ausbleibender Monatsblutung, Bettnässen, klimakterischen Beschwerden wirkt Schafgarbe heilend und regulierend; sie wirkt blutbildend, regt die Darmdrüsentätigkeit an und stärkt dadurch die körpereigenen Abwehrkräfte. Auch bei Rheuma, Gicht und Diabetes mellitus hat sich Schafgarbe als hilfreich erwiesen.

Zubereitung

Tee: 1 Teelöffel Schafgarbenblätter und -blüten pro Tasse mit heißem Wasser übergießen, 10 Minuten ziehen lassen, abseihen und pro Tag 2 bis 3 Tassen Tee in kleinen Schlucken warm trinken. Auch für Sitzbäder oder als Wundheilmittel für Umschläge geeignet.

Saft: Die frischen Blüten pressen und täglich 2 bis 3 Teelöffel in warmem Wasser oder Brühe auflösen und trinken.

Aufguß: 100 g Schafgarbe (Blätter und Blüten) über Nacht in Wasser einweichen, wärmen und dem Wasser für ein Sitzbad zugeben.

Salbe: Besonders gegen Hämorrhoiden eignet sich eine Salbe aus Schafgarbe gut. Man erhitzt 180 g Butterschmalz (s. S. 52) und gibt 50 g frische zerkleinerte Schafgarbenblüten hinzu, kräftig umrühren, abkühlen und über Nacht stehen lassen. Nochmals erwärmen, bis die Masse flüssig ist. Durch ein Mulltuch passieren und die gewonnene Salbe in ein abschließbares Glas füllen. Kühl aufbewahren.

Spargel

Der Spargel wird bei uns in Gärten und auf Feldern angebaut. Manchmal findet man ihn noch verwildert auf sandigem Boden.

Aus dem ausdauernden Wurzelstock mit den dicken Wurzelfasern treiben die fingerdicken, weißen Sprossen, die mit schuppenförmigen Schutzblättern bedeckt sind. Im Frühjahr werden die etwa 20–25 cm hohen Sprossen geerntet. Ungeschnitten wachsen die Triebe bis zu 1,50 m in die Höhe.

Beliebt ist der Spargel, weil er einmal gut schmeckt und dazu noch gesundheitsfördernde Wirkung besitzt. Er steigert die Tätigkeit der Nieren und erhöht die Wasserausscheidung. Er gilt nicht nur als Diät für Nieren-kranke, sondern ist auch für Zuckerkranke zu empfeh-len, da er arm an Kohlehydraten ist. Spargel ist ein Ge-nuß für alle, die abnehmen wollen, und für Genesen-de.

Er hat eine positive und heilende Wirkung bei Harn-zwang, Harnverhalten, Wassersucht, Blasen- und Nie-rensteinen sowie Blasenentzündung.

Der Spargel ist saponin-, asparagin- und vanillin-haltig, und die Sprossen sind sehr kaliumhaltig.

Um Blasen- und Nierensteine auszuleiten, sollte täg-lich 1 l Spargelwasser getrunken werden. Hier wird 100 g Spargel auf 1 l Wasser gekocht und dann über den Tag verteilt getrunken.

Spargelsuppe

500 g Spargel waschen und schälen. Schnittflächen abschneiden, falls sie schon ausgetrocknet sind.

Die Schalen in einen Topf legen und mit 1 l Wasser auffüllen, dann den Spargel darauflegen und in 5–10 Minuten garkochen. Spargel herausnehmen und in kleine Stücke schneiden. Den Sud abseihen.

Mit Butter oder Ghee (s. S.) und ca. 3 Eßlöffel Reis-mehl oder Mehl eine helle Schwitze herstellen und mit dem Sud löschen.

Würzen mit Salz, Pfeffer, Muskat und 3–4 Eßlöffeln Crème fraîche. Die Spargelstücke einlegen. Am Schluß Schnittlauch und etwas geriebenen Parme-san darüberstreuen und servieren.

Weißer Andorn

Die bletter von weißen Andorn in wasser oder wein gesotten / darin gefeimpt honig oder zucker gethan / vnd getruncken / erweycht vnd reumet den Koder auss der lungen und brust. Hilfft also wider den husten / wider das keichen / abnehmen / vnd blähig seitenstechen. Gemelte kochung eingenommen / eröffnet die verstopffte lebern / miltz vnd mutter. Tödet die würmer im leibe / hilfft den frawen in kindsnöten / auch so sie nach der geburt nicht wol gereinigt werden / denen treibts jr zeit und bürdle ...
Ein köstlicher trank wider die gelsucht / so von verstopfung sein ursprung hat...

Leibarzt von Kaiser Ferdinand I.,
16. Jahrhundert

Der weiße Andorn, lat. Marrubium vulgare, ist auch als Weißer Dorant, Berghopfen, Antonitee oder Mauer-Andorn bekannt. Dieses bis zu einem Meter hoch wachsende Kraut mit vierkantigem, hohlem, behaartem Stengel hat elliptische Blätter und weiße Blüten in den Blattachseln. Es verbreitet einen balsamischen Duft, der an Wein oder Bier erinnert. Seine wertvolle Heilkraft war in den vergangenen Jahrhunderten bekannter, als sie es in unserer Zeit ist. Die Pflanze spielte im alten Ägypten als Gegengift und als Heilmittel der Atmungsorgane eine Rolle, wurde bei den alten Griechen gegen Lungenleiden verwendet, bei Hildegard von Bingen, Albertus Magnus und Paracelsus beschrieben, um nur einige zu nennen.
Vorkommen: Wiesen, Hecken, als »Unkraut«.

Rot

Orange

Gelb

Lemon

Grün

Rosa

Blau

Violett

Weiß

Braun

Erntezeit: Juni bis September. Die Pflanze wird eine Handbreit über dem Boden abgeschnitten und getrocknet.

Inhaltsstoffe: Bitter- und Gerbstoffe.

Indikation: Gegen Appetitlosigkeit, Durchfallerkrankungen, Wurmbefall, Krämpfe, Harntröpfeln, Seitenstiche, Schuppen, Flechten, bei Völlegefühl und Blähungen, Katarrhen der Luftwege, Leber- und Gallebeschwerden.

Zubereitung

Tee: 1 Teelöffel auf 1 Tasse heißes Wasser als Aufguß. 1/2 Stunde vor den Mahlzeiten einzunehmen.

Bronchial-Tee: 30 g Andornkraut, 20 g Spitzwegerich, 20 g Schlüsselblumen, 30 g Ehrenpreis.

Von dieser Mischung 1 Teelöffel auf 1 Tasse heißes Wasser als Aufguß, 3 bis 4 Tassen täglich.

Leber-Gallen-Tee: 20 g Andornkraut, 10 g Rhabarberwurzel, 20 g Obermennigkraut, 50 g Pfefferminze.

Von dieser Mischung 1 Eßlöffel auf 1 Tasse heißes Wasser als Aufguß, 2mal täglich 1 Tasse 1/2 Stunde vor den Mahlzeiten trinken.

Saft: Die frischen Pflanzen pressen, 2 bis 5 Eßlöffel Saft täglich.

Braun

vermittelt Geborgenheit

Die Farbe Braun zählt nicht zu den Lichttherapiefarben. Sie reicht von warmen, sinnlichen goldbraunen Tönen bis zum harten, kalten Braun. In der Ernährung spielt nur der warme tiefe Braunton eine Rolle. Dieses Braun symbolisiert die Mutter Erde, die Nahrung- und Lebenspendende. Zur Farbe Braun gehören viele Genußmittel. Mit braunen Lebensmitteln verwöhnt man sich, wie eine Mutter ihr Kind verwöhnt. Wenn man das Bedürfnis nach Geborgenheit, Liebe und Glück erfüllen will, genehmigt man sich eine braune Pralinenköstlichkeit. Die Kehrseite allerdings ist die Sucht nach (Schokoladen-)Süßigkeiten, die als Ersatz für wirkliches Liebesglück steht und die Menschen nur dick und unglücklich werden läßt.

Dennoch ist Schokolade (ohne Ei!) besser als ihr Ruf, und man sollte sich nicht sklavisch dem tyrannischen Gebot des Süßigkeitenverzichts unterwerfen. Zu den braunen Lebensmitteln zählen Kakao sowie Kakaoprodukte, also Pralinen, Schokoladen, Kuchen etc., schwarzer Tee und Kaffee. Zimt und Nelken sind braune Gewürze, Datteln, Edelkastanien (Maroni) und Nüsse braune Früchte. Siehe auch Kapitel »Aphrodisiaka«, S. 138 ff.

Rot

Orange

Gelb

Lemon

Grün

Rosa

Blau

Violett

Weiß

Braun

Edelkastanien/Maroni

Heiße Maroni sind eine Köstlichkeit, die bei uns den Herbst einläutet. Bei den Eßkastanien unterscheidet man zwischen den herzförmigen Maronen aus dem italienischen Apennin und den rundlichen Eßkastanien aus Südtirol. Die Edelkastanie bzw. Maroni gilt als Stimmungsaufheller in dunklen Wintermonaten.

Eßkastanien in Sirup

Backofen auf 250° C vorheizen, 2 kg Eßkastanien auf der Breitseite mit einem scharfen Messer längs leicht einschneiden, auf das Backblech legen und ca. 30 Minuten rösten. Je eine unbehandelte Orange und Zitrone waschen, schälen und die Schale zerstoßen. 750 g Zucker in 1 l Wasser zusammen mit den zerstoßenen Schalen 20 Minuten bei schwacher Hitze köcheln. Sirup abkühlen lassen, 2 Päckchen Vanillezucker, 2 Zimtstangen und 10 Gewürznelken hinzufügen und zugedeckt über Nacht ruhen lassen. Maronen möglichst ganz aus der Schale lösen und in Gläser schichten, mit Sirup auffüllen und luftdicht verschließen. An kühlem Ort aufbewahren, 2 bis 3 Monate ruhen lassen, dann als Dessert servieren.

Kartoffel

Die Kartoffel wird in vielen Gegenden auch Erdapfel oder Grundbeere genannt. Gesammelt werden die Knollen. Sie dürfen nie unreif gegessen werden, da Solanin schädlich wirkt. Die Kartoffel ist eines der wichtigsten Volksnahrungsmittel in Mitteleuropa und Amerika. Außerdem gilt sie als Heilmittel. Die Kartoffel ist reich an Kalium und Vitamin C, was durch Kochen und Braten zur Hälfte reduziert wird im Gegensatz zu anderen Gemüsesorten.

Das Auflegen von rohen Kartoffeln stillt Entzündungen. Roher Kartoffelsaft täglich getrunken wirkt zuviel Säure entgegen, also auch bei Sodbrennen. Für Magenkranke ist Kartoffelbrei eine Wohltat, und der große Kaliumgehalt hilft bei Entwässerung.

Kartoffelkur

Ein altes Hausmittel, das bei chronischer Verstopfung 3–5 Tage angewendet werden sollte: Morgens gekochte Kartoffeln mit Ghee (s. S. 52) oder Butter anbraten und dazu leichten Kaffee trinken (bitte überbrüht!). Mittags und abends Kartoffeln in Breiform. Mindestens 2 1/2 bis 3 l Wasser täglich trinken.

Gefüllte Baked potatoes

8 große Kartoffeln bürsten. 125 g Austernpilze zerkleinern, würzen und knusprig anbraten. In eine feuerfeste Form grobes Meersalz geben, die Kartoffeln hineinlegen und im Backrohr ca. 30 Minuten bei 200° C garen. Dann längs halbieren, bis auf einen 1/2 cm breiten Rand aushöhlen und warmstellen. 1 kleine Zwiebel fein hacken, die angebratenen Pilze dazugeben, mit dem Kartoffelinneren, etwas Muskat und 3 Eßlöffel Sahne vermischen, würzen und in die Kartoffelhälften füllen. Im Backrohr ca. 10 Minuten überbacken und mit Basilikum und Petersilie bestreuen.

Leinsamen

Lein, lat. Linum usitatissimum, auch Flachs genannt, erfreut sich in den letzten Jahren dank seiner verdauungsfördernden Eigenschaften großer Beliebtheit und Verbreitung. Verarbeitet wird der reife Samen.

Standort: Überwiegend kultiviert, auch in Getreidefeldern, an Wegrändern und Schutthalden.

Erntezeit: Reife Samenkapseln werden im Herbst gedroschen.

Inhaltsstoffe: Schleim, ungefähr 35 Prozent fettes Öl mit ca. 20 Prozent ungesättigten Fettsäuren, Linamarin, Lecithin, Linolsäure, Eiweiß.

Indikation: Bei Verstopfung, Magen- und Darmentzündungen, zur Prophylaxe von Blutgerinnseln und Herzinfarkt, bei Gallensteinkoliken, gegen Sonnenallergie; bei Furunkeln, Brandwunden, Milchschorf, Ekzemen, Hämorrhoiden, Darm- und Gebärmutterkrämpfen, Gallenblasenkolik.

Zubereitung

Samenkörner: In Wasser quellen lassen oder abkochen zur Beruhigung entzündeter Magen- und Darmschleimhäute, 3 Teelöffel täglich.

Getrocknete ganze oder geschrotete Samen als Gleitmittel bei Verstopfung, über einen längeren Zeitraum regelmäßig 3 Teelöffel täglich, auch in Müsli, Quarkspeisen u.ä., genügend Flüssigkeit trinken. Nehmen im Darm Krankheitskeime auf und scheiden sie aus.

Leinöl: In Reformhäusern erhältlich. Täglich 1 Eßlöffel verhindert Blutgerinnsel in den Arterien und beugt somit Herzinfarkt vor.

Bei Gallensteinkoliken trinkt man 50 bis 60 g Leinöl und legt sich eine halbe Stunde auf die linke Seite.

Äußerliche Anwendung von Leinöl: Bei Hautkrankheiten und Hämorrhoiden.

Breiumschläge: 1 Tasse Leinsamenpulver mit heißem Wasser zu einem Brei anrühren, in dünnen Stoff einschlagen und auf die Haut legen. Gegen Entzündungen, zur Schmerzlinderung bei Furunkeln u.ä., bei rheumatischen Beschwerden, Erkrankungen von Leber und Galle.

Achtung: Zuviel Leinsamenpulver hat vergiftende Wirkung, man sollte nicht mehr als 20 g täglich zu sich nehmen.

Mönchspfeffer

Der Mönchspfeffer, lat. Vitex agnus-castus, auch Keuschlamm, Keuschstrauch oder Abrahamsstrauch genannt, gehört zu den Eisenkrautgewächsen und ist ein bis zu 5 m hoch wachsender Strauch mit violetten oder weißen Blüten und dunkelbraunen, pfefferkorngroßen Beerenfrüchten.

Vorkommen: Mittelmeerraum, Zentralasien, Kulturpflanze und an Bachbetten und Flußufern.

Erntezeit: Früchte im Herbst.

Inhaltsstoffe: Bitterstoff, ätherisches und fettes Öl, Iridoide, Acubin, Agnusid, Flavonoide.

Indikation: Prämenstruelles Syndrom, Menstruations-

Rot
Orange
Gelb
Lemon
Grün
Rosa
Blau
Violett
Weiß
Braun

beschwerden, Gebärmutterkrankheiten, Sterilität, zur Anregung der Gelbkörperhormonproduktion, Schwierigkeiten beim Stillen, Entzündungen der Genitalien, Prostata, bei Leber- und Milzbeschwerden.

Zubereitung
Auszug: In Alkohol aus zerkleinerten Früchten, in Apotheken erhältlich. Innere Anwendung tropfenweise, auch für Sitzbad geeignet.

Schwarzer Tee

Vom schwarzen Tee gibt es unzählige Sorten, von denen die meisten aus Indien und China zu uns kommen. Er ist je nachdem, wie lange man seine Blätter nach dem Überbrühen im Wasser ziehen läßt, ein entweder anregendes oder beruhigendes Getränk. Seine starke Nervenwirkung verdankt er dem Tein, das sich als belebender Bestandteil innerhalb der ersten zwei bis drei Minuten löst. Es stimuliert die Gehirntätigkeit und das Nervensystem. Wenn man die Teeblätter länger als vier Minuten ziehen läßt, entfalten sie eine umgekehrte Wirkung, dann wirken sie nicht mehr anregend, sondern beruhigend auf Nerven und den Magen. Allerdings ist der Tee dann aufgrund der freigesetzten Gerbsäure auch bitter.

Schwarzer Tee wird pur, mit Zitrone oder mit Milch getrunken. Er wirkt harntreibend und tötet Bakterien, die den Zahnschmelz angreifen und Karies verursachen.

Schokolade

Schokolade, in nicht zu großen Mengen genossen, hilft bei Stimmungsschwankungen, besonders in den Momenten, wenn das Gefühl von Schwermut oder Unlust auftaucht. Es sind die Kohlehydrate in Verbindung mit Zucker, die den Serotonin-Haushalt im Gehirn ankurbeln (Serotonin ist ein Neurotransmitter mit Einfluß auf das Wohlgefühl) und die gute Laune heben. Süß schmeckende Nahrung erzeugt eine Ausschüttung von Endorphinen und bewirkt, daß wir weniger Schmerz empfinden und uns entspannter fühlen. Schokolade enthält über 400 Inhaltsstoffe, u.a. Phenylethylamin, das auch entsteht, wenn wir verliebt sind. Natürlich ist Schokolade kein Liebesersatz, aber wir kommen aus dem Stimmungstief heraus.

Selbstgemachte Schokolade

30 g Kokosfett schmelzen und 100 g Kakao mit 4–5 Eßlöffeln Dosenmilch, etwas Zimt und Vanille dazugeben und verrühren. Falls die Masse zu flüssig wird, nach Belieben noch etwas Puderzucker oder Milchzucker dazugeben. Sie können Ihre eigene braune Schokolade natürlich noch verfeinern mit 2 Eßlöffeln Kokosraspeln, Nüssen oder 1 Teelöffel Kaffeepulver.

Rot

Orange

Gelb

Lemon

Grün

Rosa

Blau

Violett

Weiß

Braun

Kakao

Kakao war für die Indianer die »Nahrung der Götter« und ein beliebtes Aphrodisiakum. Die Azteten zerrieben die gerösteten Bohnen, vermengten sie mit Maismehl, Chili, Vanille, Piment, Matico-Pfeffer, Kaneel, Kürbissamen und Goldkelch, fügten kaltes oder warmes Wasser bei; salzig oder süß mit Honig abgerundet, ergab die Mischung »chocolatl«. Cocoa cotillios war eine besondere Delikatesse zur Zeit der Azteken. Ihrem Herrscher Montezuma wird nachgesagt, daß er ein potenter Liebhaber war und niemals ohne einen großen Schluck Kakao zu nehmen seinen Harem besuchte.

Aber auch das europäische Rokoko schätzte die Schokolade: »Man suchte Stärkung zu gewissen Pflichten durch die Schokolade«, heißt es verschämt in einem Text des 17. Jahrhunderts. Kakao enthält einen dem Koffein in seiner Wirkung verwandten Stoff: das Theobromin.

Vorkommen: Mittelamerika, Afrika, Asien.

Inhaltsstoff: Theobromin.

Indikation: Zur leichten Stimulierung.

Mexikanischer Kakao

2 Tassen Milch erhitzen und 3 Eßlöffel ungesüßten Kakao dazugeben, umrühren, bis der Kakao vollständig aufgelöst ist. 3 Eßlöffel Zucker oder Honig dazufügen, etwas Muskat und Zimtpulver. Das ganze schaumig rühren. Zum Schluß noch etwas geschlagene Sahne mit Vanille draufsetzen.

Walnuß

Der Walnußbaum heißt auf lateinisch Juglans regia, was sich von Jovis glans, »Jupiters Eichel«, herleitet. In der Antike war der Walnußbaum Zeus geweiht, seine wertvollen Nüsse hielt man für Götterspeise. Bereits vor über 2000 Jahren wurden die Nußschalen medizinisch verwendet. Der Walnußbaum liefert wertvolle Nährstoffe und versorgt die Menschen während des Winters.

Wer einen Nußbaum im Garten hat, wird durch dessen positive Energien beschützt. Der Baum gibt Stabilität und Selbstvertrauen. Er vermittelt den Menschen in seiner Nähe die Kraft, sich mit den Problemen des Lebens auseinanderzusetzen, denn er verstärkt ihre mentalen Kräfte. Durch die Ausstrahlung des Walnußbaumes finden die Menschen zum inneren Selbst und zu einer positiven Lebenseinstellung.

Vorkommen: Ursprünglich in Südwestasien, über das Mittelmeergebiet in unsere Breiten gelangt und hier mittlerweile kultiviert; verwildert auch in Laubmischwäldern.

Erntezeit: Blätter ab Mai, grüne Fruchtschalen vor der Reife, Nüsse im Herbst.

Inhaltsstoffe: Gerbstoffe, Inosit, ätherisches Öl, Juglon u. a.

Indikation: Blätter und grüne Schalen: bei Gelenk- und Knochenleiden, gegen Magen-, Darmkatarrhe, zur Blutreinigung und Rekonvaleszenz, gegen Herpes, Akne, Furunkel, Ekzeme, bei Augenentzündungen, Entzündungen im Mund-, Rachenbereich; regelmäßiger Verzehr von Walnußkernen wirkt cholesterinregulierend und senkt somit das Risiko von arteriosklerotischen Gefäßerkrankungen und Herzinfarkt.

Zubereitung

Tee: 1 gehäuften Teelöffel kleingeschnittener Walnußblätter mit heißem Wasser überbrühen und damit 2mal täglich gurgeln (Halsentzündungen) oder täglich 1 Tasse trinken (Blutreinigung).

Badezusatz: 150 g Nußbaum-Blätter 12 Stunden in 3 l Wasser einweichen, anschließend Kaltansatz erwärmen, abseihen und dem Badewasser zugießen. Hilft bei Knochenleiden sowie Hautkrankheiten.

Auszug: Grüne Schalen rösten, 1/2 l Wein zufügen und 3 Wochen verschlossen stehen lassen. Mit dem Auszug Haare spülen, hilft gegen Haarausfall.

Spaghetti mit Walnußkernen

Schwenken Sie einmal Ihre Spaghetti in einer Soße aus 125 g kleingehackten Walnußkernen und 2 zerdrückten Knoblauchzehen, die Sie mit etwas Salz und Pfeffer in Olivenöl glasig gegart haben. Überstreuen Sie die Nudelmasse mit ausreichend Parmesan und fügen Sie nach Belieben frische Kräuter wie Oregano, Petersilie oder Thymian hinzu.

Löwenzahn mit Walnüssen und Champignons

1 Schüssel junge Löwenzahnblätter reinigen und anrichten. Olivenöl, Saft von 1 Zitrone, 1 Teelöffel Zucker, Salz, Pfeffer zu einer Soße verquirlen. 100 g Champignons in feine Blättchen schneiden und zur Soße geben. 100 g Walnußkerne zerkleinern und mit einer zerdrückten Knoblauchzehe anrösten, zum Löwenzahn geben und die Soße daruntermischen.

Zimt

Zimt, lat. Cinnamomum cassia oder ceylanicum, ist ein apartes, feinaromatisches Gewürz, auch unter den Namen Kaneel, Chinazimt, Ceylonzimt, Holzzimt und Kassia bekannt. Zimt ist die getrocknete innere Rinde von jungen Stämmen des immergrünen Zimtbaums, der ursprünglich in Ceylon beheimatet war und bis zu zehn Meter hoch wächst. Ceylon-Zimt schmeckt mild-süßlich, während der Kassia-Zimt kräftig-derb und leicht bitter ist.

Die dünnen warm-braunen Zimtstangen werden sparsam dosiert verwendet, in Speisen mitgekocht, aber vor dem Servieren entfernt.

Zimt ist ein Gewürz, das sich gut für Apfelgerichte, Birnenkompott, Gewürzkuchen, Glühwein, Pflaumen-kuchen, Süßspeisen wie etwa Milchreis, auch zu Dick-milch und Weihnachtsgebäck eignet.

Als Heilpflanze hilft Zimt, bei Diabetes die Insulin-aktivität im Körper zu erhöhen.

Pflaumen-Zimt-Kugeln

250 g kernlose Trockenpflaumen kleinhacken. Mit 100 g geriebenen Mandeln, 1 bis 2 Eßlöffeln Pflau-menmus, 1 Teelöffel Zimt und 1 Eßlöffel Rumaroma verrühren. 50 g gehackte Mandeln in einen Teller geben. Von der Pflaumenmasse Portionen lösen und in den gehackten Mandeln wälzen. Zu Kugeln formen und trocknen lassen.

Gefühle brauchen Nahrung

Durch die Wahl der Lebensmittel entscheiden wir über unsere Stimmungen. Rote Speisen aktivieren, blaue Speisen beruhigen, mit gelben Lebensmitteln werden wir zuversichtlich, und grüne tragen zu unserer Entspannung und Heilung bei.

Zusätzlich enthalten die Nahrungsmittel Neurotransmitter, sogenannte Nervenüberträger-Stoffe, die Signale an unser Gehirn senden.

Ein wesentlicher Neurotransmitter ist das dort produzierte Serotonin, ein regelrechter Glücksstoff, der sich zudem förderlich auf die geistige Beweglichkeit auswirkt. Wenn dieser Stoff im Körper freigesetzt wird, bleibt man ruhig und ausgeglichen. Wenn man sich hauptsächlich von Gemüse und Rohkost ernährt, wird diese Glücksdroge vermehrt produziert, weniger hingegen bei einer hauptsächlich auf Eiweißstoffen basierenden Ernährung. Wer also viel Fleisch und Käse ißt, reagiert schneller hektisch. Den Serotoninspiegel kann man anheben, indem man Nahrungsmittel mit viel Aminosäuren zu sich nimmt, wie sie etwa in Nüssen und Samen sowie in Avocados enthalten sind.

Was das körperliche und seelische Wohlbefinden durch Speisen betrifft, so sind auch Schokolade (s. S. 127), Kakao und Milchprodukte zu erwähnen. Sie enthalten Substanzen, die aufgrund ihrer blutdrucksteigernden Wirkung Körper und Geist erfrischen und die Durchblutung der Harnwege anregen, wodurch wiederum die Sexualhormone stimuliert werden.

Nüsse vermitteln dank ihres hohen Gehalts an Proteinen und Lecithin Energieschübe. Sie unterstützen außerdem die Denk- und Erinnerungsprozesse im Gehirn.

Vitamin A stärkt das Immunsystem und wehrt Freie Radikale ab. Es ist u.a. in Karotten, Aprikosen, Kürbis, Spinat, Brokkoli und Mangold enthalten.

Vitamin E kämpft ebenfalls gegen Freie Radikale. Wir beziehen es insbesondere aus kaltgepreßten Pflanzenölen.

Kalzium ist wichtig für den Drüsenstoffwechsel und Knochenaufbau. Es kommt in Milch, Ghee und Käse vor.

Glukose, besonders in Vollkornprodukten, Obst, Rohkost, Naturreis, Kartoffeln, wirkt sich positiv auf die Nerven aus.

Zu den Glücksstoffen zählen Vitamin C und die Vitamine der B-Gruppe (Vitamin B6 und Folsäure). Sinkt der Vitamin-B-Gehalt im Körper, sinkt auch die Stimmung. Tatsächlich werden gegen Depressionen aus demVitamin-B-Komplex die Wirkstoffe Niacin und Folsäure eingesetzt, die häufig mit Vitamin C kombiniert werden. Die Vitaminwirkung läßt nicht lange auf sich warten, da der Körper unverzüglich Hormone ausschüttet, die Glücksempfindungen ermöglichen, sobald ihm Vitamine zugeführt werden. Empfehlenswert sind in diesem Zusammenhang grünes Blattgemüse, Salat, Milchprodukte. Weitere Glücklichmacher sind die Aminosäuren in Obst und Gemüse (z. B. Avocado, Papaya und Weintrauben) sowie Magnesium (in grünem Gemüse und Salat) und Mangan (in Nüssen, Vollkorn und Samen). Auch mit Bananen, Möhren und Sojabohnen beeinflußt man positiv seine gute Laune. Unter den Gewürzen sind Ingwer, Ginseng, Zimt, Paprika, Chili, Nelken und alle roten Früchte zu nennen.

Die Bedeutung von Kupfer
für unsere Gefühle

Der Kupferspiegel im Körper des Menschen ist Ausdruck seines emotionalen Zustandes und spiegelt wider, ob man genug Liebe erhält oder ob die Leber »beleidigt« ist. Ein subjektiv empfundener Liebesmangel führt zu seelischen Problemen, die sich biochemisch in einem Kupferungleichgewicht niederschlagen (Leberkummer).

Das äußert sich bei Kleinkindern in Bettnässen und bei Mädchen, deren Menstruation verzögert einsetzt, durch Krämpfe, die bis in die Brust ausstrahlen und von starkem Herzklopfen begleitet sind. Auch junge Männer leiden unter solchem Herzrasen. Speziell in der Pubertät braucht der heranwachsende Mensch liebevolle Zuwendung, die er aber gerade dann nicht erhält, weil die Pubertät häufig eine Zeit der Konfrontation und des Konfliktauslebens ist.

Wenn Erwachsene feststellen, daß sie nicht »die große Liebe« gefunden haben, von der sie in der Jugend geträumt haben, entwickeln auch sie das Gefühl von Liebesmangel und Liebesentzug. Besonders von

Kupfermangel betroffen sind Menschen, die ihren Partner durch Scheidung oder Tod verloren haben.

Leiden Frauen vor der Periode unter asthmaähnlicher Atemnot, liegt ebenfalls ein Hinweis auf ein Kupferungleichgewicht vor.

Hingegen leiden frisch Verliebte nie unter Kupfermangel: Ihre biochemischen Reaktionen regulieren sich auf natürliche Weise. Erst wenn ein natürliches, gesundes Liebesleben brachliegt, macht sich bei Erwachsenen ein Kupferungleichgewicht bemerkbar.

Wenn Nahrungsmittel nicht durch falsche Behandlung denaturiert und auf diese Weise entwertet wurden, ist Kupfer vor allem in folgenden Lebensmitteln vorhanden:

- Alfalfa (Luzerne), am besten als Sprossen
- Avocado
- Bienenpollen, am besten nicht-chemisch und kalt aufgeschlossen
- Bohnen und Bohnensprossen
- Erbsen
- Granatäpfel
- Getreide und Getreidesprossen
- Mandeln und Nüsse
- Petersilie
- Pflaumen
- Rote Bete, Rote Rüben
- Rosinen, Korinthen
- Spirulina (ein spezielles Algenpräparat aus blaugrünen Algen)
- alle grünen Salate und Gemüse

Bananen machen glücklich

Die Banane ist bei uns eine der beliebtesten Obstsorten, und das zu Recht. Ihre Heimatregionen sind Indien, Afrika und Südamerika, auch auf den Kanarischen Inseln wird sie angebaut. Sie bietet viele Vorteile: Aufgrund der großen Menge an Mineralstoffen, besonders Kalium und Magnesium, ist sie ein hervorragender Kraftspender. Die Banane ist eine nahrhafte Zwischenmahlzeit, die den Energiebedarf deckt. Sie eignet sich als Pausenstärkung von Schulkindern ebenso wie zur Belebung und Stärkung von körperlich und geistig arbeitenden Menschen. Sie sorgt nicht nur für vermehrte Muskelkraft und ein gesundes Herz, sondern ist auch ein wertvoller Streßabbauer. Hyperaktive Kinder werden durch regelmäßigen Bananenverzehr ruhiger, beruflicher Streß läßt sich besser bewältigen, Konzentration und Ausdauer lassen sich spürbar verstärken. Das hängt auch damit zusammen, daß die Banane drei verschiedene Zuckerarten enthält, die der Körper in unterschiedlichen Zeitabständen in Energie verwandelt: Traubenzucker wird sofort verarbeitet, Fruchtzucker innerhalb einer Stunde und Saccharose allmählich. Auch wer unter Muskelkrämpfen leidet, sollte regelmäßig Bananen essen. Zu 74 Prozent besteht die Banane aus Wasser, so daß sie weniger Kalorien enthält, als oft angenommen wird, nämlich 96 Kalorien auf 100 g. Sie enthält die Vitamine A, B und C und stärkt somit die Sehkraft, das Nerven- und Immunsystem.

Besonders interessant sind die in der Banane in großer Menge enthaltenen Neurotransmitter Serotonin und Tryptophan, die Glücksgefühle verursachen können. Die Banane ist tatsächlich in hohem Maße verantwortlich für unsere gute Laune und unseren gesunden Schlaf.

Erst in reifem Zustand ist die Banane nahrhaft, wenn sie ihre goldgelbe Farbe entwickelt hat. Unreif und überreif ist sie nicht zu empfehlen. Allerdings kann man überreife Bananen noch als Gesichtsmaske verwenden: Mit einem Eßlöffel Olivenöl vermischt und 10 Minuten auf die Haut gelegt, erfrischen sie diese sichtlich.

Bananen-Curry

750 g Bananen schälen und in 2 bis 3 cm dicke Stücke schneiden. Reines Butterschmalz (s. S. 52) oder Öl in einer Pfanne erhitzen, je 1/2 Teelöffel Kurkuma und Kümmel darin 3 Minuten rösten, anschließend die Bananenstücke, 1 Teelöffel Salz und 1/2 Teelöffel zerkleinerte rote Pfefferschoten dazugeben. Vorsichtig umrühren und auf kleiner Flamme 10 Minuten kochen. Anschließend 1 Teelöffel Currypulver und 1/4 l Joghurt darübergeben und weitere 10 Minuten kochen, bis das Curry relativ trocken ist. Achten Sie darauf, daß die Bananenstücke nicht zerquetscht werden und nichts anbrennt.

Nahrung für die Liebeslust: Aphrodisiaka

Daß man durch bestimmte Speisen, Gewürze und Getränke die Liebeslust und -fähigkeit steigern kann, war bereits den alten Ägyptern, Griechen und Römern bekannt. Wein etwa wurde getrunken, um das Blut in Wallung zu bringen und die Glieder zu erhitzen. Häufig wurde Wein noch zusätzlich parfümiert, etwa mit Ingwer und Salbei, oder mit Honig angereichert.

Bekannte Aphrodisiaka sind Sellerie, Knoblauch, Ginseng, Spargel, Tomaten, Brennessel, Johanniskraut, Himbeereis, Vanille, Zimt, Nelken, Basilikum, Salbei, Koriander und verschiedene Obstsorten wie Apfel, Birne, Banane, Erdbeere, Orange, Traube, Zitrone und Wassermelone und die Farbe Rot, die für die körperliche Liebe steht.

Ätherische Öle, besonders Rosenöl, können ein sehr kräftiges Aphrodisiakum sein, ebenso Rosenwasser und mit Rosenwasser oder Rosenöl angereicherter Honig.

Übrigens ist der Schierling, ohnehin eine der gefährlichsten Giftpflanzen, ein bekanntes Anti-Aphrodisiakum, das im Mittelalter in Klostergärten angebaut wurde und zur Unterdrückung fleischlicher Lust angewendet wurde.

Die Wirkung der Nahrungsmittel

Lassen Sie mich an dieser Stelle einige grundlegende Bemerkungen zu Aphrodisiaka machen. Neben der Farbe Rot wirken potenz- und lustfördernd stark eiweißhaltige Speisen, die das Lustempfinden steigernde Histidin enthalten. Ein bekanntes, wenn auch teures Nahrungsmittel dieser Art sind *Austern* (leider ziehen sie häufig Allergien nach sich) und alle *Pilze,* vor allem Austernpilze.

Knoblauch hilft wegen seiner durchblutungsfördernden Wirkung gegen Impotenz und stärkt zudem die Samenzellen.

Der phosphor- und eiweißreiche *Kaviar* fördert die Hormonproduktion, ist aber eine Delikatesse, die man sich nicht jeden Tag leisten kann und die Allergikern auch nicht zu empfehlen ist.

Hingegen kann ich den preisgünstigen *Sellerie* sehr empfehlen. Er ist reich an Spurenelementen sowie an Vitamin A und C und wirkt sich bei regelmäßiger Einnahme als Rohkost deutlich positiv auf Libido und Potenz aus.

Gelee Royale steigert das Lustempfinden. Hierbei handelt es sich um die Kraftnahrung, die Honigbienen für ihre Königin produzieren. Es vermittelt auch dem menschlichen Körper einen Energieschub und wird daher zur Rekonvaleszenz verabreicht. Gelee Royale enthält Vitamin A, C, E, Pantothensäure, Vitamin-B-Komplex und Biopterin.

Man sagt der *Ginseng-Wurzel* nach, sie bewirke eine Energetisierung der Sexualhormone. Ihre Wirkung ist stimulierend und leistungssteigernd.

Spargel kann man aufgrund seiner wassertreibenden Wirkung ebenfalls als potenzsteigerndes Mittel empfehlen. Der Druck auf die Blase wird gestärkt, und gleichzeitig werden die Nervenbahnen im Genitalbereich gereizt.

Basilikum gilt traditionell den Italienern als Penisstärker. Das liegt daran, daß das in Basilikum enthaltene ätherische Öl die Harnröhre reizen und so eine leichte Erektion verursachen kann.

Die *Erdbeere* gilt wegen ihrer starken Rotkraft seit Urzeiten als die Frucht der Hochzeitsnacht.

Verwenden Sie möglichst viel *Gewürze* wie Zimt, Nelken und Vanille in Ihren Nachspeisen. Dies sind die angenehmsten Aphrodisiaka. Anregend sind außerdem Anis, Muskatnuß, Mohn, Damiana und Taigawurzel.

Kakao und Schokolade steigern die Potenz und das Wohlgefühl (vgl. S. 127 f.).

Allgemein empfiehlt sich bei Lustlosigkeit auf sexuellem Gebiet, möglichst viel *Vitamin E* in Form von Weizenkeimöl, Milchprodukten, Salat und Kresse zu sich zu nehmen.

Tomaten

Die Azteken kannten bereits die potenzfördernde Wirkung von Tomaten und bezeichneten das Gewächs daher als »tomatl«, was Schwellung bedeutet. In verschiedenen Gegenden gibt es für Tomaten den Ausdruck »Paradiesapfel« oder »Paradeiser«, was sich vermutlich von der zeitweise unter Wissenschaftlern diskutierten These herleitet, daß Eva Adam nicht mit einem Apfel, sondern mit einer Tomate verführt habe.

Neben dem Ausdruck »Paradiesapfel« verdankt die Tomate ihrer – besonders im Alter – stark tonisierenden Wirkung die Bezeichnung »Liebesapfel«. Regelmäßiger Tomatenverzehr belebt die Körperkräfte, die durch Alter, Krankheit oder geistige wie körperliche Überanstrengung verbraucht sind.

Tomaten bestehen zu 95 Prozent aus Wasser. Außerdem zählen Kohlehydrate, Fett, Eiweiß, 13 Vitamine und Provitamine, 3 Fruchtsäuren und viele Mineralien zu ihren Inhaltsstoffen. Daß die Tomate ein bekanntermaßen enorm kräftigendes Gemüse ist, liegt sicherlich sowohl an ihren Wirk- wie auch an den Farbstoffen. Allerdings entfaltet die Tomate ihre positiven Kräfte nur im reifen Zustand, denn unreif enthält sie viel schädliches Solanin, das aber unter starker Sonnenbestrahlung verschwindet.

Tomaten unterstützen darüber hinaus aufgrund ihres hohen Kupfer-, Eisen- und Kobaltgehaltes die Blutbildung, schützen vor Erkältungen dank der großen Menge an Vitamin C und vor Magen- und Darmentzündungen. Gegen Sonnenbrand hilft die Kühlung der Haut mit einer aufgeschnittenen Tomate. Tomatensaft senkt den Blutdruck und erhöht die Sekretbildung von Magen und Bauchspeicheldrüse. Tomaten sind verdauungsanregend und daher bei Hämorrhoiden ein empfehlenswertes Gemüse. Ihre wassertreibende Wirkung begünstigt den Verlauf von Herz-, Nieren- und rheumatischen Erkrankungen. Zudem wirken sie als Repellent gegen Insekten wie Mücken und Fliegen.

Die beste Qualität haben Tomaten, wenn sie ganz frisch und reif vom Stock geerntet werden. Tomaten sind in der Küche vielseitig einsetzbar und lassen sich hervorragend mit Basilikum, Thymian, Petersilie, Zwiebeln, Knoblauch und Oliven kombinieren. Gemüsesorten wie Erbsen, Auberginen, Bohnen, Gurken, Pilze und Fenchel verleihen Tomaten eine besondere Note. Hier nur einige Vorschläge für lustvolle Rezepte:

Tomaten mit Mozzarella und Basilikum

500 g Tomaten und 300 g Mozzarella jeweils in Scheiben schneiden und abwechselnd auf einer Platte anordnen. Mit Basilikumblättern, Meersalz und Pfeffer bestreuen und mit Olivenöl und etwas Balsamico beträufeln.

Kalte Tomatensuppe mit Kräutern

1 kg vollreife Tomaten waschen und vierteln, 1 große Zwiebel vierteln, alles zusammen mit 1 Knoblauchzehe und je 1 Bund Petersilie und Basilikum pürieren. Je 1/2 Teelöffel Bohnenkraut und Thymian in das Tomatenpüree mischen und mit Meersalz und Pfeffer abschmecken. 2 Eßlöffel Olivenöl untermischen. 2 Knoblauchzehen fein hacken, 2 Scheiben Roggenvollkornbrot würfeln und in 2 Eßlöffeln erhitztem Olivenöl unter ständigem Wenden knusprig rösten. Zum Schluß Knoblauch untermischen, kurz mitbraten und die Würfel über die Suppe geben.

Tomatensoße

2 Zwiebeln kleinschneiden und in Kokosfett oder reinem Butterschmalz (s. S. 52) anbraten. Tomaten aus einem kleinen Glas oder der Dose passieren, mit 6 Eßlöffeln Tomatenmark mischen und dazugeben. Mit Kräutersalz, Paprika, Sojasoße, Oregano, Basilikum und Pfeffer abschmecken. Mit 1/2 Glas Weißwein und 2 Eßlöffeln saurer Sahne kurz aufkochen. Paßt gut zu bißfesten Vollkornnudeln.

Tomaten-Zucchini-Auflauf

1 mittelgroße Zucchini in Scheiben schneiden, 2 Zwiebeln würfeln und in Olivenöl anbraten,

Zucchinischeiben hinzufügen, 5 Minuten schmoren lassen. Tomaten aus dem Glas passieren, mit Gemüsebrühe und Kräutersalz würzen. Die Zucchini-Zwiebel-Mischung in eine flache Auflaufform geben, mit Tomatensoße übergießen, mit geriebenem Käse überstreuen und im Backofen bei 220° C 20 Minuten überbacken, bis der Käse geschmolzen ist.

Brennessel

Die Kleine und Große Brennessel, lat. Urticaceae, auch Donner- (Sau-, Hanf-)Nessel genannt, ist ein vielseitiges, potentes Heilmittel, das bereits in der Antike als Aphrodisiakum hochgeschätzt war. Eine Priesterin des Priapus-Kultes – Priapus war der Fruchtbarkeitsgott mit dem überdimensionalen Phallus – hat der Legende zufolge impotenten Männern mit Hilfe von Brennesseln ihre virile Kraft zurückgegeben. Auch Ovid erwähnt in seiner ›Ars Amatoriae‹ (Liebeskunst) die Stimulation durch das »Satyrkraut«.

Vorkommen: Allerorten, besonders auf Wiesen, an Waldrändern, Mauern, Schuttplätzen.

Erntezeit: Von Frühjahr bis Frühsommer (frische Blätter und Sprossen); eine Potenzkur sollte immer erst ab März erfolgen, weil dann die frischen Säfte steigen und die Pflanze die höchste Kraft enthält.

Inhaltsstoffe: Gerbsäure, Nesselgift, Kieselsäure, Kalium- und Kalziumsalze, Eisen, Essig- und Ameisensäure, Histamin, Karotin, Vitamine A, C und E.

Zubereitung

Unverarbeitet werden zur Potenzsteigerung Rücken- und Beckenbereiche mit frischen Pflanzen geschlagen. Diese Behandlung hilft auch bei ziehenden Rückenschmerzen, Hexenschuß und Ischias.

Salat: Die frischen Spitzen, etwa in Kombination mit Löwenzahn oder Spinat.

Tee: 1 gehäuften Teelöffel pro Tasse mit heißem Wasser übergießen, kurz ziehen lassen, abseihen und schluckweise bis zu 4 Tassen täglich trinken.

Absud aus kleingeschnittenen Brennesselwurzeln mit wenig Weinessigbeigabe ist ein gutes Haarwuchsmittel, hilft gegen Haarausfall und Schuppen.

Brennesselspinat

500 g Brennesseltriebe kurz in heißes Wasser tauchen, unter fließendem Wasser abspülen und kleinschneiden. In einer Pfanne 2 Eßlöffel Butter erhitzen, die Triebe hineingeben und weich dünsten. Zum Schluß 1/4 l Sahne hinzufügen und mit Meersalz und Muskat abschmecken.

Brennesselflan mit Champignoncremesoße

7 bis 8 Handvoll junge Brennesselblätter in reichlich Wasser 3 bis 5 Minuten blanchieren, abtropfen lassen und im Mixer pürieren. Mit Meersalz, Pfeffer, Muskat kräftig abschmecken und zum Schluß 1/4 l geschlagene süße Sahne und 1 Eßlöffel Crème fraîche unterrühren. Die Masse in kleine, gut gefet-

tete Puddingförmchen füllen. Förmchen in heißes
Wasser stellen, z. B. in eine große Auflaufform, und
bei 180° C etwa 35 bis 40 Minuten stocken lassen.
Den fertigen Flan auf kleine Teller stürzen.
Anschließend eine Soße aus 1 kleingeschnittenen, in
Butter angedünsteten Zwiebel, 200 g in Scheiben
geschnittenen Champignons, 1/8 l süßer Sahne,
4 Eßlöffeln Brennesselsud, etwas Weißwein, Salz und
Pfeffer darübergießen und überbacken.

Brennesselsuppe
4 Handvoll junge Brennesselblätter oder Spitzen
gründlich waschen und kurz in einen großen Topf
mit kochendem Wasser geben. Die Brennesselblätter
abtropfen lassen und kleinhacken. Kochwasser auf-
heben. 1 Zwiebel und 1 Knoblauchzehe würfeln und
in 30 g Butter glasig dünsten. Weizenvollkornmehl
darüber stäuben, umrühren und leicht anbräunen.
Unter Rühren 1/4 l süße Sahne zugießen und kurz
aufkochen. Mit 1 l Brennesselkochwasser aufgießen.
1 Gemüsebrühwürfel und die blanchierten Brenn-
nesselblätter dazugeben. Noch etwa 5 Minuten ziehen lassen. Inzwischen gewürfeltes Vollkornbrot
(2 Scheiben) in 20 g Butter anrösten und vor dem
Servieren heiß auf die Suppe geben.

Johanniskraut

Sexuell stimulierend wirkt auch das Johanniskraut, das
nach altem Volksglauben eine hohe magische Kraft besitzt, gegen Verhexung und Blitzschlag schützt, Tiere

vor Krankheiten bewahrt, einen guten Einfluß auf das Wetter hat und bösen Zauber löst.

Seit der Antike nimmt das leuchtendgelb blühende Johanniskraut einen besonderen Stellenwert in der Naturheilkunde ein. Paracelsus hat seine vielseitige Verwendbarkeit beschrieben, ebenso Kneipp und andere Heilkundler. Es schenkt die Lust auf Leben und wird deshalb gerne auch zur Behandlung von Depressionen verwendet.

Das Johanniskraut, lat. Hypericum perforatum, wird im Volksmund auch Christi Kreuzblut, Frauenkraut, Gottesgnadenkraut, Herrgottsblut, Liebfrauengras, Wundkraut und Teufelsflucht genannt. Wenn man die Pflanze zerreibt, wird roter Farbstoff sichtbar.

Vorkommen: Waldränder, trockene, sonnige Wiesen.

Erntezeit: Während der Blüte von Juni bis August.

Inhaltsstoffe: Harze, Bitter- und Gerbstoffe, ätherische Öle, Pektin- und Myristin-Säure, Hypericin, Phytosterin, Stearin und Eiweiß.

Zubereitung

Tee *(zur sexuellen Stimulanz und gegen Impotenz):* 20 g blühende Sproßspitzen auf 1 l siedendes Wasser, 5 Minuten ziehen lassen, täglich 1 Tasse vor der Hauptmahlzeit trinken.

Auszug: 100 g getrocknetes oder 300 g frisches Johanniskraut (Stengel, Blätter und Blüten) in 5 l Wasser 12 Stunden ziehen lassen. Anschließend Kaltansatz erwärmen und zu einem Fußbad oder Sitzbad geben. Johanniskraut-Bäder sollten 20 Minuten dauern. Das Wasser reicht bis über die Nieren.

Die innere Nahrung

Mit diesem Buch habe ich versucht, Ihnen deutlich zu machen, wie eine rohkostreiche Ernährung die Gesundheit erhält, wie die Farben von Speisen Einfluß auf die Stimmungen haben und wie eine sorgfältige Farbenwahl bei Nahrungsmitteln zum Wohlbefinden beiträgt.

Lassen Sie mich zum Schluß noch eines sagen, das für unsere Gesamtgesundheit, also den harmonischen Zustand von Körper, Geist und Seele, von entscheidender Bedeutung ist: Wenn der Körper gut verdaut, die Organe nicht von Unverarbeitetem belastet werden, sind wir körperlich rein und schaffen damit den Rahmen für die spirituelle Reinigung. Bei einer gesunden Ernährung wollen wir nicht stehenbleiben, sondern uns um unsere ständige Weiterentwicklung bemühen. Wir dürfen nicht aufhören, an uns zu arbeiten. Wir müssen uns beobachten, dürfen unreinen Gefühlen wie Neid, Eifersucht, Maßlosigkeiten aller Art, Hektik, bösen Impulsen und Gedanken keine Energie geben.

Wir sollten unser inneres Selbst in regelmäßiger Meditation suchen, denn in der Meditation begegnen wir immer wieder der Kraft des inneren Lichtes und der Farben. Wir wollen versuchen, den Kontakt dazu aufrechtzuerhalten und uns nicht durch Unwesentliches von den wahren Dingen ablenken zu lassen, auf die es im Leben ankommt, nämlich selbstbestimmt, frei und unabhängig in unserem Handeln und Denken zu sein und angstfrei zu dem eigenen Ich zu stehen.

Jeder sollte für sich einen Regelkatalog formulieren, nach dem er oder sie sein Leben führen möchte. Zu diesem Katalog gehören mindestens folgende Punkte:

- Auf die inneren Impulse und Bedürfnisse horchen.
- Lieben zu lernen.
- Meditation.
- Sich viel freuen, zufrieden mit sich sein und sich selbst vertrauen.
- Sich viel in freier Luft bewegen.
- Sich zum großen Teil von Rohkost ernähren.
- Sonnenenergie zu sich nehmen.
- Viel reines Wasser trinken.
- Viel schlafen und ausruhen.

Schreiben Sie sich die Punkte auf, die in Ihrem Leben eine bedeutende Rolle spielen (sollten) und an denen Sie noch arbeiten möchten. Leben Sie in dem Bewußtsein, daß Sie auf einem guten Weg zu Ihrer eigenen geistigen und körperlichen Vervollkommnung sind.

Dies vermittelt Ihnen die Kraft des inneren Lichts und der Farben: Sie leben in harmonischer Beziehung zu Ihrem Körper und Geist, zu Ihrer Alltagsumgebung, in Ihrem sozialen Netz. Bewußtsein und Unbewußtes gehören untrennbar zusammen und zu Ihnen. Sie versenken sich in die Stille der Meditation und begegnen dort sich selbst und der Welt in ihrer Essenz. In Konzentration und Disziplin achten Sie voller Demut die Gaben der Natur und den Strom des Lebens.

Welche Pflanzen und Farben helfen bei Beschwerden?

Abführmittel: Brennessel, Holunder, Hagebutte, rote und gelbe Früchte.

Abgespanntsein: Kleiner Schwedenbitter, Melisse, Zinnkraut, Salat, Karotte.

Abszeß: Teebaumöl, Ringelblumensalbe, Zinnkraut, Wiesenbärenklau

Äderchen, geplatzte: Kamillen-, Petersilien-, Rosenöl.

Ärger: Goldrute, Kamille, grüne Salate, grüner Apfel.

Akne: Stiefmütterchentee, Lavendelöl, Bergamotteöl; viel Violett.

Aktivität, Hyperaktivität: Hopfen, Melisse, Baldrian, Anis, Dill, schwarzer Holunder; Lavendelöl; blaue Früchte.

Angstgefühle: Mistel, Weißdorn; gelbe Früchte.

Antriebslosigkeit, Arbeitsunlust: Mistel, gelbe Früchte.

Aphrodisiaka: Anis, Nelken, Vanille, Knoblauch, Sellerie, Banane, Ginseng, Zimt, Ingwer, Erdbeeren, Brennessel, Tomaten, schwarzer Pfeffer, Kardamom, Kakao, Johanniskraut, Aromaöle wie Rose, Ylang-Ylang, Jasmin und Sandelholz; Rot.

Appetitlosigkeit: Enzian, Löwenzahn, weißer Andorn, Holunder, Mistel, Rosmarin, Knoblauch, Wacholder; Tee aus gelber Enzianwurzel (10 g), Angelikawurzel (30 g) und Tausendgüldenkraut (50 g); Kalmus, Salbei, Schafgarbe, Weißdorn; Orangen, Aprikosen, Mango, Karotten, Orange.

Appetit, zu starker: Äpfel, blaue Früchte.

Arterienverkalkung: Knoblauch, Mistel; gelbe Nahrungsmittel.

Asthma: Fenchel, Holunder, Knoblauch, Karottensaft; kein Zucker!

Atemnot: Bärlauch-Wein, Mistel, Orangen.

Atemwegserkrankungen: Joghurt, Holunder, Ingwertee, Thymiansaft; orange- und lemonfarbige Speisen.

Augenschmerzen: Arnika, Kamille, Schafgarbe, Augentrost, Fenchel.

Ausfluß: Schafgarbe.

Ausschlag: Löwenzahn, Kamille, Spitzwegerich.

Bettnässen: Tee aus Arnikablüten (30 g) und Odermennigblättern (70 g); Johanniskraut, Schafgarbe, Zinnkraut.

Blähungen: Fenchel, Salbei, schwarze Johannisbeere, Kamille, Knoblauch, Kümmel, Pfefferminze, Thymian, Löwenzahn, Artischocken.

Blasen (Füße): Spitzwegerich.

Blasenbeschwerden: Bärentraub; Muscheln, Auberginen, Forellen, Kaviar; Preiselbeeren, Goldrutentee.

Blutarmut: Brennessel, Odermennig, Brunnenkresse, Thymian, Äpfel, grüne Salate.

Blutbildung: Brennessel, Schafgarbe, Schöllkraut, Wegwarte, grüne Salate.

Blutdruck, hoher: Mistel, Knoblauch, Yams (Süßkartoffeln), blaue Früchte.

Blutdruck, niedriger: Rosmarin, Mistel, gelbe Nahrung.

Bluterguß: Arnika, Ringelblumen, Johanniskraut.

Blutreinigung: Brennessel, Löwenzahn, Erdrauch, Borretsch, Ringelblume, Schafgarbe, Salbei, Walnußblätter, Edelkastanie.

Blutstillung: Mistel, Schafgarbe, Zinnkraut; Blau und Grün.

Blutzuckerausgleich: Rohkost; kein tierisches Eiweiß!

Bronchialkatarrh: Beinwurz, Huflattich.

Bronchitis: Fenchel, Salbei, Holunder, viel reines Wasser, Ingwerwurzel kauen, Thymianöl.

Cholesterinspiegel, zu hoch: Arnika, Walnuß, Artischocken, Äpfel.

Darmbeschwerden: Bitterklee, Tausendgüldenkraut, Arnika, Fenchel, Hagebutte, Kamille, Knoblauch, Salbei, Schafgarbe.

Darmträgheit: Rhabarber-, Sauerkrautsaft, Leinsamen, Kalmus.

Depressionen: Spinat, Bergamotte-Öl, Johanniskraut, Thymian, Augentrost, Bananen, Orangen, Aprikosen, Mango, Edelkastanie; alles, was orange ist.

Diabetes: Zimt, Heidelbeeren; kein tierisches Eiweiß, tote Nahrung vermeiden!

Dickdarm: Meerrettich, Reis, Spargel, Kohlrabi, Vollkornprodukte.

Dünndarm: Paprika, Radicchio.

Durchfall: Heidelbeere (Saft), schwarze Johannisbeere, Johanniskraut, Kamillentee mit Meersalz; Eukalyptus-, Kamillen-, Lavendel-, Neroli-, Pfefferminz- und Zypressenöl; Apfelmus.

Durchblutungsstörungen: Brennesselbad, Ringelblumensalbe, Weißdorn; Orange und Gelb.

Durchfall, chronisch: Weißer Andorn, Brombeere (Blätter als Tee), leicht gesalzener Kamillentee.

Entwässerung: Brennessel, Löwenzahn, Holunder, Wacholder, Hagebutte, Spargel, Reis.

Entzündungen: Kamille, Salbei, Arnika, Gewürznelken; Grün.

Erfrierungen: Ringelblumensalbe, Walnuß, Kalmus-Bad; Orange.

Erkältung: Hagebutte, Holunder, Fenchel, Linde.

Erschöpfung: Johanniskraut, Kamille, Rosmarin; rote Nahrungsmittel und rote Säfte.

Fieber: In Essigwasser getränkte Wadenwickel, Borretsch.

Furunkel: Kamille, Teebaumöl.

Fußpilz: Ringelblumensalbe, Teebaumöl.

Fußschweiß: Walnuß-, Zinnkraut-Fußbad, Teebaumöl.

Galle: Löwenzahn, Tausendgüldenkraut, Schafgarbe, Meerrettich, Johanniskraut, Kamille, Knoblauch; Gelb und Grün.

Gedächtnisschwierigkeiten: Ehrenpreis, Bärlauch, Ginseng, Kardamom, Erdrauch; kein Lemon.

Gelbsucht: Löwenzahn.

Gelenkschmerzen: Arnika, Rosmarin.

Gicht: Löwenzahn, Brennessel, Brunnenkresse, Wacholder, Rosmarin, Johanniskraut.

Grippe: Holunder, Fenchel.

Haarausfall: Walnuß, Kamille, Brennessel.

Hämorrhoiden: Mariendistelextrakt, Löwenzahn, Leinsamen, Artischockensaft, Schafgarbe, Kamille; Blau und Gelb.

Halsschmerzen: Arnika, Salbei, Borretsch, Odermennig; gelbe Nahrung.

Hautkrankheiten: Johanniskraut, Teebaumöl, Kamille, Rosmarin, Knoblauch, Löwenzahn, Brunnenkresse, Vollkornprodukte; viel frisches Grün.

Heiserkeit: Brombeere (Früchte als Saft).

Herzbeschwerden: Baldrian, Schafgarbe, Arnika; Paprika, Radicchio.

Hexenschuß: Brennessel.

Husten: Huflattich, Spitzwegerich, Schlüsselblume, Primel, Süßholzwurzel, Holundersaft; orangefarbene Nahrung, lemonfarbene Säfte und Früchte.

Impotenz: Knoblauch, Sellerie, Spargel, Ginseng, Zimt, Vanille, Pfeffer, Chili, rote Paprika; Orange und Rot.

Insektenstiche: Spitzwegerich, Teebaumöl, Zitrone, Melisse, aufgeschnittene Zwiebel.

Ischias: Brennessel, Johanniskraut, Odermennig; gelbe Früchte und Säfte.

Karies: Schwarzer Tee.

Konzentrationsschwäche: Nüsse, Vollkorn, frisches Obst und Blattgemüse.

Kopfschmerzen: Datteln, Ingwer, Weißdorn, Meerrettich, frische Säfte.

Krämpfe: Fenchel, weißer Andorn, Kamille, Salbei, Mistel; orangefarbene Nahrung.

Krampfadern: Ringelblumen-, Odermennigsalbe; Blau.

Krebs: Obst, Gemüse: Auberginen, Brokkoli, Karotten, Knoblauch, Kohl, Spargel, Spinat, Tomaten, Zwiebeln; Joghurt, Lakritze; (auf keinen Fall tote Nahrung oder gar Fleisch), viel frisches Grün, Rote Bete-, Heidelbeersaft.

Kreislaufschwäche: Arnika, Rosmarin, Kardamom.

Kreislaufstörungen: Mistel; viel frisches Grün.

Leber: Löwenzahn, Gurke, Brunnenkresse, Artischocken, Joghurt, frischer Gurkensaft; gelbe Säfte und Früchte.

Leberfleck: Ringelblumen, Labkraut.

Lungenbeschwerden: Schlüsselblumentee; orangefarbene Säfte und Nahrung.

Lymphstauungen: Frischer Gurkensaft; gelbe Säfte und Früchte.

Magen (Gastritis): Bitterklee, Tausendgüldenkraut, Kamille, Schafgarbe, Fenchel,

Salbei, Löwenzahn, Leinsamen, Ringelblumen, Brunnenkresse, Enzianwurzel, Gänsefingerkraut, Angelikawurzel.

Mandelentzündung: Salbei, Heidelbeere (Blätter als Tee zum Gurgeln).

Menstruationsbeschwerden: Frauenmantel, Mönchspfeffer, Johanniskraut, Schafgarbe, Rosmarin; orangefarbene Säfte und Früchte.

Migräne: Baldrian, Rosmarin, Schafgarbe, Pfefferminze, Melisse, Erdrauch.

Milchschorf: Kamille, Walnuß, Teebaumöl.

Müdigkeit: Blattgrün, alle frischen Salate.

Multiple Sklerose: lemonfarbene Säfte und Früchte, viel Rosa; (selbst beginnen, den Mitmenschen Liebe zu zeigen).

Mundentzündung: Trauben, Arnika, Heidelbeere (Blätter als Tee zum Gurgeln).

Muskelschmerzen: Arnika, Rosmarin, Ringelblumen.

Muttermal: Ringelblumen, Labkraut.

Nachtschweiß: Salbei.
Narben: Ringelblumensalbe.
Nervenentzündung: Melissentee; viel frisches Grün.

Nervenschmerzen: Johanniskraut, Rosmarin, Nüsse und viel frischer Salat.

Nervosität: Johanniskraut, Baldrian, Thymian, Rosmarin; Blau.

Nierenbeschwerden: Löwenzahn, Bärentraubenblätter, Holunder, Schafgarbe, Reis, Goldrutentee; gelbe Säfte und Früchte.

Ohrenschmerzen: Huflattichsaft, Zwiebelsaft; Grün.

Osteoporose: Äpfel, Karottensaft (täglich), reines geklärtes Butterschmalz (Ghee).

Parkinson: Weizenkeimöl, Aluminium als Verpackung oder Kochtopf meiden.

Potenz: Orangen, Knoblauch, Sellerie, Ginseng, Zimt, Vanille, Pfeffer, Chili, Karottensaft und rote Früchte.

Prellung: Arnika, Ringelblume; Blau.

Prostata: Brennessel, Kürbiskerne; orangefarbene Säfte und Nahrung.

Prüfungsangst: Baldriantee; gelbe Säfte und Nahrung.

Rheuma: Löwenzahn, Brennessel, Holunder, Rosmarin, Arnika, Johanniskraut, Berberitze, Heidelbeeren; tierisches Eiweiß und tote Nahrung meiden.

Schlaflosigkeit: Kamille, Baldrian, Honig, Thymian, Johanniskraut, Milch; Blau.
Schlangenbiß: Spitzwegerich.
Schluckauf: Dillsamen; violette Säfte.
Schnupfen: Kamille-, Teebaumöl-Dampfbad.
Sonnenbrand: Johanniskraut-, Teebaumöl; Blau.
Streß: Honig, Banane; Blau.

Übelkeit: Ingwer.
Überanstrengung: Johanniskraut, blaue Beeren und Säfte.
Unruhe: Baldrian, Schafgarbe; Blau.

Verdauungsanregung: Enzian, Rhabarber-, Sauerkrautsaft.
Verdauungsstörungen: Kamille, Fenchel, Pfefferminz, Odermennig.
Verletzung: Arnika, Ringelblumensalbe, Johannisöl; viel Grün.
Verstauchung: Arnika, Thymianöl.
Verstopfung: Fencheltee, Holunder, Pfefferminze, Rhabarber.
Vitamin-C-Mangel: Hagebutte, alle Zitrusfrüchte und Beeren.
Völlegefühl: Liebstöckel; gelbe Säfte.

Warzen: Arnika, Ringelblumensaft, Teebaumöl; Violett und Grün.
Wespenstich: Eine halbe Zwiebel mit der Schnittfläche auf den Stich legen, zieht das Gift heraus; Spitzwegerich, Teebaumöl; Grün.
Wetterfühligkeit: Löwenzahn, Kalmuswurzel, Brennessel, Berberitze, Goldrute, Artischockensaft.
Wunden: Arnika, Kamille, Johanniskraut; Grün und Blau.
Würmer: Kürbiskerne, Ringelblume, Karottensaft.

Zahnfleischentzündung: Salbei, Heidelbeere (Blätter als Tee zum Spülen), Nelken.
Zahnschmerzen: Kamillentee, Ringelblumenblüten, Nelken-, Teebaumöl.
Zerrung: Arnika; Grün.

Veröffentlichungen von Ingrid Kraaz von Rohr

Bach-Blüten und spirituelle Heilung. Eine Synthese von Farbtherapie und Blütenessenzen – mit 39 Meditationsfarbkarten. Mit Wulfing v. Rohr. München 1993.

Blütenklänge zu den Bach-Blüten. Mit Shantiprem. MC und CD, Freiburg 1992.

Die Farben deiner Seele. Ein praktisches Werkbuch mit dem 12-Farben-Test. München 1995

Farb-Energie-Set: Farbuntersetzer zum Aufladen für Flüssigkeit mit der jeweiligen Frequenz der Farbe. Eigenverlag 1994

Die Farb-Heilkarten. CH-Neuhausen 1995

Farbkarten – der 12-Farben-Test. CH-Neuhausen 1992

Farbtherapie kurz und praktisch. Freiburg 1995

Praktischer Leitfaden Feng-Shui – Gestalten Sie die richtige Umgebung für Gesundheit, Wohlbefinden und Erfolg. Schöpfen Sie Freude und Kraft aus ganzheitlichem Wohnen. Mit Robert Hofmann. München 1995

Formen, Farben und Symbole bewußt erfahren und nutzen. Die neue Integral-Therapie mit Sonderteil Feng-Shui. Bern, München, Wien 1995

Die Heilblüten-Farbkarten – ein Test zum Auffinden der richtigen Bach-Blüte (Bach-Blüten-Test). CH-Neuhausen 1990

Heilkräuterkarten. CH-Neuhausen 1995

Meditationen zur neuen Weiblichkeit. Gesichter der Göttin. MC, Freiburg 1992

Naturheilbuch. Schnelle Hilfe bei Krankheiten, Schmerzen und Beschwerden von A–Z. München 1997

Die neue Weiblichkeit. Spiritualität und natürliche Heilkunde für die Lebensmitte. München 1991

Die richtige Farbe heilt. Ein praktischer Intensivkurs. Video, Freiburg 1990

Die richtige Schwingung heilt. Das große Praxisbuch für Bach-Blüten, Farbe und andere Energien. Mit Wulfing v. Rohr. München 1989

Die sieben Heiler. Alle 38 Bach-Blüten in den 7 Originalgruppen. Mit Wulfing v. Rohr. Münsingen 1992
Die sieben Heiler. Bach-Blüten-Texte. MC. Freiburg 1992
Wegweiser natürliche Umweltmedizin. Freiburg 1992

Von der Autorin empfohlen:
Kammerl, Dazze und Helga: *Richtig essen und gesund bleiben.* Münsingen 1996
Klingel, Brigitta: *Exemplarisch vegetarisch.* Hof 1995

Adressen

Informationen zu Seminaren der Autorin unter:
NKM
Josef-Brückl-Weg 3
D-82031 Grünwald
Tel. 0 89/641 11 10
Fax 0 89/6 41 40 10

Informationen über unentgeltliche Meditationstreffen für die innere Harmonie und Nahrung erhalten Sie

in Deutschland über:
Helga Kammerl
Jägerberg 21
D-82335 Berg
Tel. 081 51/5 04 49

in Österreich über:
Herbert Wasenegger
Mautner-Markhof-Gasse 13–15/V-3
A-1110 Wien
Tel. 00 43/7 07 99 82
oder 00 43/1/7 78 66 34

in der Schweiz über:
Angela Sailer
Tödistraße 20
CH-8002 Zürich
Tel. 00 41/1/2 02 23 72

Register

Alle Rezepte sind kursiv gedruckt